T0254334

Springer**AB**C

Andrea Laghi • Marco Rengo

La cardio-TC

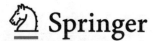

Andrea Laghi
Marco Rengo
Dipartimento di Scienze Radiologiche, Oncologiche
e Anatomo Patologiche
Università di Roma "La Sapienza"
Polo Pontino, Latina

Serie Springer ABC a cura di
Daniele Regge
Direzione Operativa di Radiodiagnostica
Istituto per la Ricerca e la Cura del Cancro (IRCC)
Candiolo (TO)

ISSN 2240-7308

ISBN 978-88-470-2732-9   ISBN 978-88-470-2733-6 (eBook)
DOI 10.1007/978-88-470-2733-6

© Springer-Verlag Italia 2012

Quest'opera è protetta dalla legge sul diritto d'autore e la sua riproduzione anche parziale è ammessa esclusivamente nei limiti della stessa. Tutti i diritti, in particolare i diritti di traduzione, ristampa, riutilizzo di illustrazioni, recitazione, trasmissione radiotelevisiva, riproduzione su microfilm o altri supporti, inclusione in database o software, adattamento elettronico, o con altri mezzi oggi conosciuti o sviluppati in futuro,rimangono riservati. Sono esclusi brevi stralci utilizzati a fini didattici e materiale fornito ad uso esclusivo dell'acquirente dell'opera per utilizzazione su computer. I permessi di riproduzione devono essere autorizzati da Springer e possono essere richiesti attraverso RightsLink (Copyright Clearance Center). La violazione delle norme comporta le sanzioni previste dalla legge. Le fotocopie per uso personale possono essere effettuate nei limiti del 15% di ciascun volume dietro pagamento alla SIAE del compenso previsto dalla legge, mentre quelle per finalità di carattere professionale, economico o commerciale possono essere effettuate a seguito di specifica autorizzazione rilasciata da CLEAREdi, Centro Licenze e Autorizzazioni per le Riproduzioni Editoriali, e-mail autorizzazioni@clearedi.org e sito web www.clearedi.org. L'utilizzo in questa pubblicazione di denominazioni generiche, nomi commerciali, marchi registrati, ecc. anche se non specificatamente identificati, non implica che tali denominazioni o marchi non siano protetti dalle relative leggi e regolamenti. Le informazioni contenute nel libro sono da ritenersi veritiere ed esatte al momento della pubblicazione; tuttavia, gli autori, i curatori e l'editore declinano ogni responsabilità legale per qualsiasi involontario errore od omissione. L'editore non può quindi fornire alcuna garanzia circa i contenuti dell'opera.

9 8 7 6 5 4 3 2 1   2012   2013   2014

Layout copertina: Ikona S.r.l., Milano

Impaginazione: Ikona S.r.l., Milano

Springer-Verlag Italia S.r.l., Via Decembrio 28, I-20137 Milano
Springer fa parte di Springer Science+Business Media (www.springer.com)

Prefazione

La cardio-TC è un esame ormai parte integrante degli algoritmi dia-
gnostici di diverse patologie cardiache, svolgendo, in alcune situazioni,
un ruolo complementare rispetto alla coronarografia convenzionale
(ad esempio, nella valutazione del dolore toracico acuto) e, in altre,
un ruolo alternativo (ad esempio nello studio dei by-pass aorto-coronarici).

Tra le due metodiche, la coronarografia e la cardio-TC, a parte l'invasività
della prima e la relativa non invasività della seconda, esiste un'altra differenza fondamentale: la coronarografia, essendo una tecnica proiettiva,
può definirsi un esame "luminografico" (che consente, cioè, di studiare
il solo lume vascolare "a calco"), mentre la cardio-TC è una tecnica tomografica volumetrica che consente di valutare direttamente la parete
delle coronarie e, quindi, rende possibile la caratterizzazione morfologica e la quantificazione delle placche aterosclerotiche. Inoltre, in cardio-TC, all'esame morfologico è possibile affiancare una valutazione
funzionale della cinesi delle camere e delle valvole cardiache, arric-
chendo ulteriormente il valore diagnostico dell'indagine.

Il principale ruolo della cardio-TC, sottolineato dalle linee guida internazionali, e basato su numerosi studi che dimostrano l'accuratezza della
metodica e il suo elevato valore predittivo negativo, consiste nell'esclusione di un'eventuale malattia coronarica. In altre parole, con la cardio-
TC è possibile "rassicurare" un paziente circa il normale stato delle
proprie arterie coronarie. Al contrario, il riscontro di patologia necessita
di una successiva valutazione con un esame coronarografico eseguito
non più al solo scopo diagnostico, ma con finalità terapeutiche.

L'enorme potenziale della cardio-TC può esprimersi solo se l'esame è di alta qualità e per ottenere ciò è necessario che il medico radiologo non solo conosca la tecnologia, i protocolli di studio e le modalità di analisi delle immagini, ma abbia anche adeguate conoscenze cliniche circa l'appropriatezza delle indicazioni all'esame, la fisiopatologia cardiaca e la cardio-farmacologia.

In questo manuale, in modo succinto ma esaustivo, abbiamo cercato di riassumere le principali nozioni teoriche necessarie per un idoneo approccio allo studio cardio-TC da parte del radiologo. Inoltre, per rimanere fedeli all'impostazione della serie Springer ABC, abbiamo riportato numerosi consigli operativi, frutto della nostra esperienza quotidiana in questo campo.

Roma, maggio 2012

Andrea Laghi
Marco Rengo

Ringraziamenti

Si ringrazia il Dott. Marco della Rocca, medico anestesista presso il dipartimento di Anestesiologia e Rianimazione dell'Azienda ospedaliera San Giovanni – Addolorata di Roma, per averci fornito preziosi consigli, indispensabili per la stesura del capitolo sulla preparazione farmacologica del paziente.

Si ringraziano gli specializzandi (Dott. Damiano Caruso, Dott. Marco Maria Maceroni e Dott. Davide Bellini) e il Dott. Carlo Nicola De Cecco, afferenti al nostro dipartimento, per la collaborazione e il supporto fornito durante la stesura del manoscritto.

Indice

Introduzione

La cardio-TC è un esame diagnostico non invasivo del cuore e delle coronarie eseguito mediante un'acquisizione TC multistrato, sincronizzata con il battito cardiaco del paziente, ottenuta durante l'iniezione endovenosa (ev) di un mezzo di contrasto (mdc) iodato.

La cardio-TC, a differenza della coronarografia convenzionale, che può definirsi un esame "luminografico" (che consente, cioè, di studiare il solo lume vascolare), permette di valutare direttamente la parete delle coronarie e, quindi, rende possibile la caratterizzazione morfologica e la quantificazione delle placche aterosclerotiche. Con questo test diagnostico è possibile, inoltre, ottenere in modo ottimale informazioni funzionali riguardanti la cinesi delle camere e delle valvole cardiache.

L'accuratezza della cardio-TC nel rilevare la presenza e la severità delle stenosi coronariche, rispetto alla coronarografia convenzionale, è dimostrata da un'ampia letteratura *[1–5]*, al punto che le linee guida internazionali considerano la cardio-TC tra le metodiche di imaging utili per escludere un'eventuale malattia coronarica grazie al suo elevato valore predittivo negativo (superiore al 97%).

Per ottenere un esame di qualità e per fornire informazioni utili al clinico, è necessario non solo conoscere la tecnologia, i protocolli di studio e le modalità di analisi delle immagini, ma anche avere un adeguato bagaglio culturale riguardo all'appropriatezza delle indicazioni all'esame, alla fisiopatologia cardiaca e alla cardiofarmacologia. In particolare, essendo, ad esempio, la frequenza cardiaca una delle variabili più importanti nel determinare la qualità diagnostica dell'esame, il

radiologo dovrà conoscere ed essere in grado di prescrivere e/o somministrare i farmaci necessari alla bradicardizzazione del paziente.

In questo manuale, seguendo i concetti esposti sopra, saranno illustrati i principali aspetti teorici e pratici necessari per ottenere un buon
esame di cardio-TC: dalla selezione del paziente, alla sua preparazione,
all'acquisizione e all'analisi delle immagini, per concludere con alcuni
consigli circa la stesura del referto.

Tecnologia

La prima apparecchiatura a rendere possibile lo studio delle arterie coronarie è stata la TC multistrato (TCMS), se escludiamo le valutazioni del calcio coronarico ottenibili sin dagli inizi degli anni '90 con la tecnologia a fascio di elettroni (*electron-beam CT*) *[6]*. Ma è solo con l'avvento delle nuove generazioni di TCMS (>64 detettori) che si è assistito a un miglioramento della risoluzione spaziale (detettori più sensibili, tubi radiogeni più performanti) e temporale (incremento della velocità di rotazione del tubo radiogeno) *[7–9]*. Tutto questo ha permesso di ottenere un miglior dettaglio anatomico delle strutture vascolari, tanto che la cardio-TC è divenuta la metodica non invasiva con la più elevata accuratezza diagnostica per l'esclusione delle stenosi coronariche significative, e rappresenta il punto di riferimento per le altre metodiche non invasive.

Saranno illustrati di seguito i principali parametri tecnici che influenzano la modalità di acquisizione dell'esame e la qualità d'immagine *(Tabella 1)* *[10, 11]*.

Tabella 1 Caratteristiche tecniche delle apparecchiature TC disponibili in commercio. *FC*, frequenza cardiaca

Costruttore/ modello	Architettura detettore	Copertura anatomica	Tempo di rotazione	Risoluzione temporale (FC max)
GE Discovery CT750 HD	64 × 0,6 mm	4 cm	350 ms	175 ms (60-65 bpm)
Philips Brilliance iCT	128 × 0,625 mm	8 cm	270 ms	135 ms (70-75 bpm)
Siemens Definition Flash	64 × 2 × 0,6 mm	4 cm	280 ms	75 ms (90-95 bpm)
Toshiba Aquilion ONE	320 × 0,5 mm	16 cm	350 ms	175 ms (60-65 bpm)

Risoluzione spaziale

In cardio-TC la risoluzione spaziale è un parametro fondamentale per la valutazione di arterie di piccolo calibro quali le coronarie [12]. I fattori che influenzano la risoluzione spaziale sono la dimensione del detettore e gli algoritmi di ricostruzione delle immagini [13]. Le dimensioni del detettore, lungo l'asse z, e in particolare lo spessore del singolo elemento che lo compone, determinano le dimensioni del voxel. Per una massima risoluzione spaziale volumetrica il voxel dovrebbe essere isotropico, ovvero avere le tre dimensioni dello spazio identiche tra loro. Le dimensioni dei singoli elementi dei detettori, sviluppati per le apparecchiature di ultima generazione, variano da 0,5 a 0,625 mm e, grazie ad algoritmi di ricostruzione dedicati, permettono di ricostruire dei voxel fino a 0,3 × 0,3 × 0,3 mm. La risoluzione spaziale è determinata, come in ogni immagine digitale, dal numero e dalle dimensioni dei pixel che la compongono, e può essere calcolata dividendo le dimensioni del campo di vista per la matrice. Ad esempio, se il campo di vista ha un diametro massimo di 25 cm e la matrice è 512 × 512, ogni pixel misurerà 0,49 × 0,49 mm. Per aumentare la risoluzione spaziale, soprattutto delle riformattazioni multiplanari, è possibile ricostruire le immagini in modo che siano sovrapposte fra loro, fino al 50% dello spessore di strato (ad esempio, spessore dello strato di 0,6 mm ricostruito ogni 0,3 mm) e utilizzare dei filtri di ricostruzione dedicati (differenti secondo il costruttore). L'utilizzo di ampie sovrapposizioni ha tuttavia lo svantaggio di generare un elevato numero di immagini.

Risoluzione temporale

Un imaging accurato delle coronarie necessita di un'elevata risoluzione temporale. Tra le differenti caratteristiche di una TCMS, la risoluzione temporale è in assoluto la più importante perché permette di acquisire velocemente le immagini riducendo al minimo gli artefatti da pulsatilità cardiaca. Per acquisire immagini senza artefatti da movimento residuo durante tutto il ciclo cardiaco, sarebbe necessario raggiungere una risoluzione temporale non superiore al 10% della durata del ciclo cardiaco stesso. Quindi per una frequenza cardiaca di 60 bpm, il cui ciclo cardiaco dura circa 1000 ms, sarebbe necessaria una risoluzione temporale inferiore a 100 ms *[14]*. Tuttavia, con le risoluzioni temporali raggiungibili con le apparecchiature attuali (tra 75 e 175 ms), anche se superiori ai 100 ms, è possibile ottenere un imaging di buona qualità, soprattutto nelle fasi diastoliche. Un'elevata risoluzione temporale permette, quindi, di eseguire un esame cardio-TC anche in pazienti con frequenza cardiaca alta (fino a 95 bpm).

Il parametro tecnico che influenza, più di ogni altro, la risoluzione temporale è il tempo di rotazione del tubo radiogeno. Infatti, per ricostruire un'immagine con TCMS a singola sorgente è necessario acquisire i dati per almeno 180° di rotazione del tubo, più l'ampiezza dell'angolo del fascio di fotoni (circa 30-60°) *(Fig. 1)*. Quindi, con un tempo di rotazione di 400 ms si ottiene una risoluzione temporale di poco superiore ai 200 ms. Per le TCMS a doppia sorgente, dotate di due tubi radiogeni separati tra loro di 90°, la risoluzione temporale corrisponde a circa un quarto del tempo di rotazione (tempo di rotazione 330 ms; risoluzione temporale 82 ms) *(Fig. 2)*.

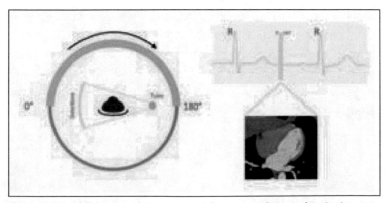

Figura 1 Schema dell'algoritmo di ricostruzione delle immagini di tipo Back Projection a 180°. Per ricostruire un'immagine è necessario che vengano acquisite le proiezioni da 0° a 180° di ogni sezione. Con questa tecnica si ottiene una risoluzione temporale pari a circa la metà del tempo di rotazione (T. Rot.= 330 ms; Ris. Temp.= 165 ms)

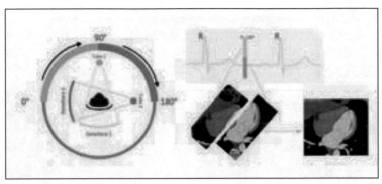

Figura 2 Schema dell'algoritmo di acquisizione e di ricostruzione delle immagini impiegato sugli scanner a doppia sorgente. Anche in questo caso è necessario acquisire le proiezioni di 180° per ricostruire le immagini. Ognuno dei due sistemi tubo-detettore acquisisce contemporaneamente 90°. Con questa tecnica si ottiene una risoluzione temporale pari a circa un quarto del tempo di rotazione (T. Rot.= 330 ms; Ris. Temp.= 82 ms)

Copertura anatomica

L'introduzione della TCMS ha reso possibile un'ampia copertura anatomica per singola rotazione del gantry, rivoluzionando così l'imaging cardiovascolare. In generale, maggiore è il numero degli elementi che compongono il detettore (strati), più ampio è il detettore e maggiore sarà la copertura anatomica. La dimensione della copertura anatomica è facilmente calcolabile moltiplicando lo spessore per il numero degli elementi che compongono il detettore; attualmente, la copertura anatomica delle apparecchiature più moderne varia tra i 2,4 cm (32 strati × 0,6 mm) e i 16 cm (320 strati × 0,5 mm). Con una copertura anatomica ampia si ottengono scansioni più rapide, permettendo di eseguire un esame cardio-TC anche in pazienti che hanno difficoltà a mantenere l'apnea, riducendo gli artefatti da movimento respiratorio.

Scheda riassuntiva

1) Un'elevata risoluzione spaziale è necessaria per la valutazione delle arterie coronarie che hanno generalmente un calibro ridotto.

2) Una risoluzione temporale elevata permette di acquisire esami di buona qualità anche in pazienti con alta frequenza cardiaca e di ridurre gli artefatti da movimento.

3) Una copertura anatomica maggiore permette di ridurre il tempo di acquisizione.

Indicazioni cliniche

Recentemente sono stati pubblicati i criteri di appropriatezza per la cardio-TC, basati su requisiti minimi definiti dalle maggiori società scientifiche americane [15–19] e dalla Sezione di Cardio-Radiologia della Società Italiana di Radiologia Medica [20]. I principali elementi considerati sono:

- ottimizzazione dei protocolli di acquisizione e limitazione della dose di radiazione (come discusso nel capitolo sui Protocolli di studio);
- presenza di medici radiologi esperti della metodica (come discusso nel capitolo sull'Addestramento del medico radiologo);
- requisiti tecnologici minimi:
  - apparecchiature TCMS con minimo di 64 detettori;
  - risoluzione spaziale <1 mm;
  - tempo di rotazione del tubo radiogeno non superiore a 420 ms;
  - disponibilità di software dedicati per la ricostruzione e l'analisi delle immagini;
- caratteristiche del paziente:
  - ritmo cardiaco regolare e frequenza cardiaca compatibile con la risoluzione temporale dell'apparecchiatura TCMS;
  - indice di massa corporea inferiore a 40 kg/m^2;
  - funzione renale conservata (GFR >60 ml/min/1,73 m);
  - capacità di mantenere l'apnea;
  - assenza di controindicazioni all'assunzione di β-bloccanti e nitrati;
  - capacità di alzare entrambe le braccia.

I criteri di appropriatezza variano a seconda che il paziente sia o meno sintomatico. La sintomatologia è classificata come segue:

- angina tipica, definita dalla presenza dei seguenti tre criteri: 1) dolore retrosternale con specifiche caratteristiche e durata; 2) dolore provocato da uno stress fisico o emotivo; 3) dolore che migliora con il riposo e/o con l'assunzione di nitroderivati;

- angina atipica definita dalla presenza di almeno due dei tre criteri precedentemente elencati;
- dolore non cardiaco definito dalla presenza di uno o nessuno dei tre criteri precedentemente descritti.

Un altro parametro sul quale si basano i criteri di appropriatezza è la stratificazione del paziente in base al rischio cardiovascolare globale (RCG) di sviluppare una malattia coronarica. Il RCG è definito come il rischio per un paziente di andare incontro a un infarto del miocardio o a morte cardiaca entro 10 anni, e viene così suddiviso: 1) rischio basso (<10%); 2) rischio intermedio (tra 10 e 20%); 3) rischio elevato (>20%). L'associazione del rischio cardiovascolare e del tipo di sintomi permette di calcolare la probabilità pre-test di avere una stenosi coronarica significativa o occlusiva. La probabilità pre-test è riassunta nella *Tabella 2*.

Tabella 2 Probabilità pre-test di MC significativa in base all'età, sesso e sintomatologia

Età	Sesso	Sintomatologia			
		Angina tipica	**Angina atipica**	**Dolore non cardiaco**	**Asintomatico**
<39	Maschio	Intermedia	Intermedia	Bassa	Molto bassa
	Femmina	Intermedia	Molto bassa	Molto bassa	Molto bassa
40-49	Maschio	Alta	Intermedia	Intermedia	Bassa
	Femmina	Intermedia	Bassa	Molto bassa	Molto bassa
50-59	Maschio	Alta	Intermedia	Intermedia	Bassa
	Femmina	Intermedia	Intermedia	Bassa	Molto bassa
>60	Maschio	Alta	Intermedia	Intermedia	Bassa
	Femmina	Alta	Intermedia	Intermedia	Bassa

Probabilità alta: >90%; probabilità intermedia: tra 10 e 90%; probabilità bassa: tra 5 e 10%; probabilità molto bassa: <5% (da [19])

Le indicazioni cliniche per le quali è stata dimostrata un'alta appropriatezza sono riassunte nella *Tabella 3 [21]*.

Tabella 3 Indicazioni cliniche con appropriatezza elevata (score medio 7-9)

	Score di Appropriatezza*
Identificazione di MC in paziente senza storia di cardiopatia ischemica con sintomi non acuti di possibile natura ischemica	
- ECG interpretabile - In grado di effettuare stress test - Probabilità pretest di MC intermedia	A (7)
- ECG non interpretabile o non eseguibile - Probabilità pretest di MC bassa	A (7)
- ECG non interpretabile o non eseguibile - Probabilità pretest di MC intermedia	A (8)
Identificazione di MC in paziente senza storia di cardiopatia ischemica con sintomi acuti e sospetto di sindrome coronarica acuta	
- ECG e enzimi cardiaci negativi - Probabilità pretest di MC bassa	A (7)
- ECG e enzimi cardiaci negativi - Probabilità pretest di MC intermedia	A (7)
- ECG non interpretabile - Probabilità pretest di MC bassa	A (7)
- ECG non interpretabile - Probabilità pretest di MC intermedia	A (7)
- ECG non diagnostico e enzimi cardiaci dubbi - Probabilità pretest di MC bassa	A (7)
- ECG non diagnostico e enzimi cardiaci dubbi - Probabilità pretest di MC intermedia	A (7)
Identificazione di MC/valutazione del rischio in paziente asintomatico senza storia di cardiopatia ischemica. Calcium Score	
- Familiarità per morte cardiaca prematura - RCG basso	A (7)
- Asintomatico - Senza storia di cardiopatia ischemica - RCG intermedio	A (7)
Identificazione di MC in altri scenari clinici. Nuova diagnosi di scompenso cardiaco senza storia di cardiopatia ischemica	
- Frazione di eiezione del ventricolo di sinistra ridotta - Probabilità pretest di MC bassa	A (7)
- Frazione di eiezione del ventricolo di sinistra ridotta - Probabilità pretest di MC intermedia	A (7)

(cont. →)

Tabella 3 (*continua*)

	Score di Appropriatezza*
Identificazione di MC in altri scenari clinici. Valutazione coronarica pre-chirurgica per interventi non cardiaci	
- Probabilità pretest di MC intermedia	A (7)
Uso della cardio-TC come integrazione di un test precedente. Dopo ECG sotto sforzo	
- ECG sotto sforzo negativo - Persistenza della sintomatologia	A (7)
- Rischio intermedio calcolato con score Duke al cicloergometro	A (7)
Uso della cardio-TC come integrazione di un test precedente. Dopo test provocativi e altro imaging	
- ECG sotto sforzo e altro imaging discordanti	A (8)
- Test provocativi dubbi	A (8)
Uso della cardio-TC come integrazione di un test precedente. Dopo Calcium Score	
- Valore limite del calcio coronarico per acquisire una cardio-TC in paziente sintomatico - Agatston Score <100	A (8)
- Valore limite del calcio coronarico per acquisire una cardio-TC in paziente sintomatico - Agatston Score 100-400	A (8)
Uso della cardio-TC come integrazione di un test precedente. Valutazione di peggioramento o nuova sintomatologia dopo test provocativo	
- Test provocativo negativo	A (8)
Valutazione del rischio dopo rivascolarizzazione coronarica (stent o bypass) in paziente sintomatico	
- Valutazione pervietà di bypass aorto-coronarici	A (8)
Valutazione del rischio dopo rivascolarizzazione coronarica (stent o bypass) in paziente asintomatico	
- Valutazione pervietà di stent su tronco comune con diametro ≥3 mm	A (7)
Valutazione delle strutture cardiache e della loro funzione. Pazienti adulti con cardiopatia congenita	
- Valutazione delle anomalie coronariche o di altri vasi toracici	A (9)
- Valutazione di anomalie congenite complesse	A (8)
Valutazione delle strutture cardiache e della loro funzione. Funzione e morfologia ventricolare	
- Quantificazione della funzionalità del ventricolo di sinistra - Dopo infarto del miocardio o in pazienti con insufficienza cardiaca - Immagini non valutabili di altre metodiche non invasive	A (7)
- Quantificazione della funzionalità del ventricolo di destra	A (7)
- Valutazione della morfologia del ventricolo di destra - Sospetto di displasia aritmogena del ventricolo di destra	A (7)

Tabella 3 (*continua*)

Valutazione delle strutture cardiache e della loro funzione. Valutazione delle strutture intra- ed extra-cardiache	Score di Appropriatezza*
- Valutazione delle valvole cardiache native - Sospetto di disfunzione valvolare clinicamente significativa - Immagini non valutabili di altre metodiche non invasive	A (8)
- Valutazione delle protesi valvolari cardiache - Sospetto di disfunzione valvolare clinicamente significativa - Immagini non valutabili di altre metodiche non invasive	A (8)
- Valutazione di masse cardiache (trombi o tumori) - Immagini non valutabili di altre metodiche non invasive	A (8)
- Valutazione dell'anatomia del pericardio	A (8)
- Valutazione dell'anatomia delle vene polmonari - In paziente con fibrillazione atriale prima della radio ablazione	A (8)
- Valutazione dell'anatomia delle vene polmonari - Prima di impiantare un pacemaker biventricolare	A (8)
- Valutazione dell'anatomia dei bypass aorto-coronarici e dello spazio retrosternale - Prima di reinterventi cardiochirurgici o sternotomie	A (8)

* Criteri di appropriatezza secondo Patel et al. *[21]*. La lettera A indica che l'impiego del test è "Appropriato" all'indicazione clinica. La scala numerica, da 7 a 9, indica che il test è generalmente accettato ed è un approccio ragionevole all'indicazione clinica.

> **Scheda riassuntiva**
>
> 1) Per ottenere esami di alta qualità è necessario utilizzare delle TCMS che rispettino i requisiti minimi indicati.
>
> 2) La qualità dell'esame e, quindi, la sua accuratezza dipendono anche dalle caratteristiche del paziente.
>
> 3) La valutazione del rischio cardiovascolare globale del paziente è fondamentale per determinare l'appropriatezza dell'indicazione clinica.

Preparazione del paziente

La cardio-TC, come ogni esame TC eseguito durante la somministrazione ev di mdc iodato, prevede una preparazione del paziente. Alla preparazione standard, che necessita della valutazione della funzionalità renale (calcolo stimato del filtrato glomerulare, eGFR), del digiuno di almeno 6 ore e dell'esclusione dei pazienti con nota ipersensibilità ai mdc iodati, si deve aggiungere una preparazione specifica per il controllo della frequenza cardiaca. In questo capitolo saranno illustrati i principali aspetti teorici e pratici per preparare al meglio il paziente per l'esame.

Consigli pratici

La qualità diagnostica di un esame cardio-TC è influenzata principalmente dalla frequenza e dal ritmo cardiaco. Come discusso in precedenza (capitolo sulla Tecnologia) più è elevata la frequenza cardiaca del paziente, maggiore deve essere la risoluzione temporale della TCMS. Se l'esame è acquisito con un'apparecchiatura con una risoluzione temporale superiore ai 100 ms è necessario mantenere la frequenza cardiaca al di sotto dei 65 bpm. La riduzione della frequenza può essere ottenuta farmacologicamente, somministrando farmaci cronotropi negativi (β-bloccanti, calcio-antagonisti, ivabradina).

Tuttavia, in alcuni pazienti è possibile ottenere una riduzione, anche significativa, della frequenza cardiaca con dei semplici accorgimenti che possono sembrare banali ma che nella pratica clinica assumono un importante rilievo. Per prima cosa è bene far astenere il paziente dall'assunzione di bevande e/o cibi contenenti sostanze eccitanti (caffeina, teina, taurina, ecc.) nei giorni precedenti l'esame e, in particolare, la mattina della cardio-TC. Bisogna considerare che, spesso, il caffè del mattino non viene ritenuto come parte del digiuno. È necessario, inoltre, specificare al paziente che, qualora stesse seguendo una terapia con farmaci cronotropi negativi, questa non deve essere sospesa in alcun modo, anche durante il digiuno prima dell'esame; molti pazienti, infatti, sono abituati ad assumere la terapia mattutina dopo la prima colazione e spesso non assumono i farmaci proprio per rispettare il digiuno.

Un altro accorgimento, che può essere utilizzato per ridurre ulteriormente la frequenza cardiaca, è l'esecuzione della manovra di Valsalva nel corso dell'apnea inspiratoria durante la quale si acquisisce l'esame. Tale manovra, aumentando il ritorno venoso, determina una riduzione della frequenza cardiaca (anche di 10 bpm), per la stimolazione dei barocettori atriali, e slatentizza eventuali battiti anomali (extrasistoli) che a riposo non sono apprezzabili e che si potrebbero verificare durante l'acquisizione dell'esame. L'unica accortezza da utilizzare è quella di non ripetere troppe volte la manovra, soprattutto immediatamente prima dell'acquisizione dell'esame, perché è descritto un accomodamento dei barocettori atriali, che rispondono in misura sempre inferiore riducendone l'efficacia.

Farmaci

La variabile principale che può potenzialmente inficiare la qualità diagnostica di una cardio-TC è la frequenza cardiaca, che deve essere il più possibile costante e, con le risoluzioni temporali ottenibili con le apparecchiature odierne, mantenuta entro i 65 bpm. A tale scopo è necessario agire farmacologicamente sulla frequenza. La bradicardizzazione può essere ottenuta somministrando farmaci cronotropi negativi. Le principali classi utilizzate per l'imaging cardiaco sono i β-bloccanti, i calcio-antagonisti e gli inibitori specifici della corrente cardiaca I_f (ivabradina).

β-bloccanti

I β-bloccanti sono antagonisti competitivi dei recettori β-adrenergici. L'attività principale dei β-bloccanti è di inibire l'effetto cronotropo e inotropo positivo delle catecolamine endogene, ligandi naturali dei recettori β-adrenergici. Si conoscono principalmente due tipi di recettori β-adrenergici: β1 e β2. I recettori di tipo β1 rappresentano circa il 75% di tutti i recettori β-adrenergici presenti sul cuore e, pertanto, i farmaci che agiscono sui recettori β1 sono definiti "cardioselettivi". È preferibile utilizzare, quando possibile, gli antagonisti selettivi dei recettori β1, per ridurre gli effetti legati ai recettori β2 (contrazione della muscolatura liscia) presenti prevalentemente su bronchi, arteriole e vene. I β-bloccanti cardioselettivi hanno un effetto cronotropo e inotropo negativo, e riducono rispettivamente la frequenza cardiaca e la forza contrattile. Le principali controindicazioni alla somministrazione di questa classe di farmaci sono l'asma e la broncopneumopatia cronica ostruttiva (BPCO), l'iper-reattività bronchiale, la stenosi aortica di grado severo e qualunque tipo di disturbo del ritmo cardiaco (in particolare il blocco atrioventricolare di II e III grado). La pressione arteriosa dovrebbe essere sempre misurata prima della somministrazione dei β-bloccanti per il rischio di induzione di ipotensione.

Il β-bloccante più utilizzato nell'imaging cardiaco è il metoprololo, un antagonista β1 cardioselettivo, che può essere somministrato per via sia ev sia orale, ed è caratterizzato da un rapido tempo d'azione e da una breve emivita (3-4 ore). La somministrazione per via orale segue due protocolli: a) 50-100 mg assunti il pomeriggio del giorno precedente l'esame e la mattina dell'esame; o b) 50-100 mg assunti un'ora prima dell'esame *[22]*. È consigliata la somministrazione di 100 mg nei pazienti con una frequenza cardiaca maggiore di 80 bpm e di 50 mg se minore *[23, 24]*. Il metoprololo può essere somministrato anche per via ev con un bolo iniziale di 2,5-5 mg, seguito da un flush di soluzione salina mentre il paziente si trova sul lettino della TC. Ulteriori boli di 2,5-5 mg possono essere somministrati dopo circa 5 minuti se non si è raggiunta la frequenza cardiaca necessaria per l'esecuzione dell'esame, fino a un massimo di 15-30 mg. I pazienti in terapia con altri farmaci bradicardizzanti non dovrebbero ricevere più di 15 mg di metoprololo ev. È necessario comunque monitorare sempre la pressione arteriosa e l'elettrocardiogramma (ECG). La somministrazione ev non richiede particolare collaborazione da parte del paziente e consente una più rapida riduzione del ritmo cardiaco.

Un farmaco alternativo al metoprololo è l'esmololo, un antagonista ultraselettivo dei recettori β1 con emivita ultrabreve (9-10 minuti) *[23, 25]*. L'esmololo ha una potenza inferiore a un decimo del metoprololo, ma agisce molto più velocemente (1-2 minuti dall'iniezione) raggiungendo il picco plasmatico in circa 5 minuti. Questo farmaco, sviluppato per essere impiegato in cardiochirurgia, prevede la somministrazione in infusione continua, che richiede un secondo accesso venoso oltre a quello da cui viene iniettato il mdc. Può, tuttavia, essere iniettato in bolo, secondo il seguente schema: a) 1 gm/Kg se la frequenza cardiaca è inferiore a 80 bpm; b) 2 gm/Kg se la frequenza cardiaca è superiore o uguale a 80 bpm.

Dopo la somministrazione di β-bloccanti è necessario un monitoraggio del paziente di almeno un'ora, per la possibile insorgenza di effetti collaterali, dei quali il più comune è l'ipotensione posturale, che regredisce completamente entro poche ore. A dosi elevate, invece, aumenta il rischio di arresto cardiaco, bradicardia e ipotensione gravi, a causa del blocco totale dei recettori β-adrenergici. Se la frequenza cardiaca del paziente scende al di sotto dei 40 bpm, dovrebbe essere somministrato un farmaco vagolitico come l'atropina (300-600 μg fino a un massimo di 3 mg). Nella bradicardia indotta da β-bloccanti è possibile somministrare anche glucagone (2-10 mg ev in bolo), che determina un aumento del cAMP intra-cellulare. Nelle overdose da β-bloccanti, il glucagone è efficace nell'aumentare la frequenza e la gittata cardiaca, ma il suo effetto è transitorio, poiché l'emivita è breve (3-6 min); pertanto, al bolo iniziale può esser necessario far seguire un'infusione continua. In casi di bradicardia estrema può rendersi necessario l'utilizzo di elettrostimolatori esterni; per questo motivo, tutto il personale medico e paramedico che esegue questi esami dovrebbe essere addestrato riguardo a procedure di rianimazione (BLSD). L'isoprenalina, un β-agonista, può essere somministrata in caso di ipotensione severa (dose iniziale 25 μg in infusione lenta).

Un altro potenziale effetto collaterale è rappresentato dal broncospasmo che può essere trattato mediante la somministrazione di salbutamolo per via inalatoria (2,5-5 mg) e ossigeno.

Deve essere comunque menzionato che, in alcuni pazienti, anche alte dosi di β-bloccanti possono essere inefficaci; l'esatto meccanismo di questo apparente fenomeno di "tolleranza farmacologica" non è completamente chiarito, ma sembra essere relativo all'eccessiva ansia al momento dell'esame, che si accompagna a un'aumentata stimolazione adrenergica (in particolar modo se si somministra il farmaco per via ev). Un'altra potenziale ragione possono essere i polimorfismi dei recettori β1 [26].

Calcio-antagonisti

Verapamil e Diltiazem sono farmaci bloccanti i canali del calcio, disponibili sia per somministrazione orale che per via ev. I calcio-antagonisti bloccano il flusso del calcio in ingresso nella cellula attraverso i canali di tipo L, nella fase 2 del potenziale d'azione cardiaco. L'effetto netto è una riduzione della frequenza cardiaca, della capacità contrattile miocardica e della frequenza di conduzione attraverso il nodo atrio-ventricolare associato al rilassamento della muscolatura liscia vascolare. Nell'imaging cardiaco, i calcio-antagonisti possono essere usati per rallentare la frequenza cardiaca, particolarmente nei pazienti in cui i β-bloccanti sono controindicati (pazienti asmatici, affetti da BPCO, ecc.) [24]. Purtroppo, nella pratica clinica, l'efficacia nella riduzione della frequenza cardiaca da parte di questi farmaci non è stata all'altezza delle aspettative [22]. Inoltre, i calcio-antagonisti sono controindicati in pazienti con storia di insufficienza cardiaca o con significativa compromissione della funzione ventricolare sinistra, perché possono ridurre la contrattilità miocardica.

Inibitori specifici della corrente cardiaca I_f (ivabradina)

L'ivabradina è un farmaco di nuova generazione con effetto cronotropo negativo. Riduce la naturale attività di pacemaker del cuore, inibendo i canali ionici che sono abbondantemente espressi a livello del nodo seno-atriale. Pertanto, è utile solo nei pazienti con ritmo sinusale e non, ad esempio, in quelli in fibrillazione atriale. L'emivita è relativamente breve (circa 2 ore) ed è attualmente disponibile solo in preparazione orale. La dose iniziale abituale per i pazienti con cardiopatia ischemica è di 5 mg. In pazienti trattati con 7,5 mg si verifica una bradicardia significativa solo nel 2% dei casi [27]. La dose orale, di solito, non è in grado di indurre bradicardia con sufficiente rapidità e la sua validità negli studi di imaging cardiaco è ancora tutta da dimostrare; diverso potrebbe essere per le somministrazioni ev. L'ivabradina è generalmente ben tollerata anche se alcuni pazienti possono lamentare disturbi della vista (fosfeni, per attività su canali ionici presenti sulla retina, simili a quelli del nodo seno-atriale). Essa è controindicata nei pazienti con sindrome del seno e non deve essere utilizzata in coloro i quali stanno già assumendo farmaci che inibiscono l'azione del citocromo CYP3A4 come il ketoconazolo, i macrolidi (eritromicina), e il nefazadone (utilizzato nel trattamento di pazienti affetti da HIV).

Nitrati

I nitrati (es. nitroglicerina) agiscono sulla muscolatura liscia vasale, rilasciando ossido nitrico (NO) e stimolando la produzione di guanosinmonofosfato ciclico (cGMP). L'attivazione di proteinchinasi, dipendenti dal cGMP, determina la fosforilazione di numerose proteine, tra cui la miosina, provocando il rilassamento della muscolatura liscia delle pareti vasali, con conseguente vasodilatazione. In cardio-TC i nitrati sono utilizzati per migliorare la qualità dell'immagine, aumentando il diametro del lume delle coronarie [28]. Questo è importante in pazienti che hanno vasi di piccolo calibro, in particolare per le donne. Ci sono evidenze empiriche che la nitroglicerina migliori particolarmente la visualizzazione dell'arteria coronaria destra e dei rami settali, ma non esistono dati pubblicati riguardo la sua capacità di aumentare realmente la capacità diagnostica della cardio-TC. Sebbene ci siano state discussioni circa la capacità di causare tachicardia riflessa, l'evidenza clinica suggerisce che, in pratica, questo non accade *[29]*. Tra i nitrati, la nitroglicerina è a rapida azione ed è rapidamente metabolizzata dal fegato, con un'emivita plasmatica di 2-4 min. È in genere somministrata per via sublinguale, poco prima della scansione (al massimo 1 mg). Nessun monitoraggio è richiesto per la somministrazione sublinguale.

Alcuni pazienti potrebbero andare incontro, dopo la somministrazione, a una lieve cefalea da vasodilatazione, che si autolimita rapidamente. Di rado si può generare una sincope di natura vaso-vagale che solitamente richiede delle semplici misure di supporto, come, ad esempio, l'elevazione delle gambe del paziente in posizione supina. La nitroglicerina non dovrebbe essere somministrata prima di 48 ore dall'assunzione di farmaci quali sildenafil, vardenafil, tadalafil, utilizzati per la disfunzione erettile, che agiscono anch'essi sulla via dell'ossido nitrico e del cGMP, amplificando gli effetti della riduzione della pressione arteriosa e potendo potenzialmente indurre una crisi ipotensiva *[30]*. Un'ipotensione marcata può mettere il paziente a rischio di episodi ischemici cerebrali o cardiaci.

Benzodiazepine

I farmaci cronotropi negativi da soli, come discusso in precedenza, talvolta non riescono a ridurre sufficientemente la frequenza cardiaca. Nella maggior parte dei casi questo avviene nei pazienti più emotivi (giovani uomini e donne in fase post-menopausale). Infatti, sotto stress viene rilasciata una grande quantità di catecolamine che saturano i recettori $\beta 1$, rendendo inefficace il blocco da parte degli antagonisti farmacologici. Per ovviare a tale effetto è possibile somministrare al paziente delle benzodiazepine, da sole o in associazione con farmaci cronotropi negativi. Si consiglia la somministrazione sublinguale non eccedendo la dose di 10 gocce. Bisogna, infatti, evitare di sedare il paziente in modo che riesca a collaborare durante l'acquisizione dell'esame. In alcuni casi, la somministrazione di benzodiazepine riesce a ridurre, da sola, la frequenza cardiaca a valori al di sotto della soglia necessaria per l'acquisizione dell'esame (<65 bpm). La somministrazione di questa classe di farmaci è controindicata nei pazienti affetti da miastenia gravis, insufficienza respiratoria o epatica severe, sindrome da apnea notturna e nei pazienti con ipersensibilità al farmaco. Qualora si dovessero verificare effetti collaterali, quali stato soporoso o riduzione della frequenza respiratoria, è possibile somministrare il flumazenil che agisce da antagonista competitivo.

Posizionamento del paziente

Esistono alcuni accorgimenti, oltre alla preparazione farmacologica del paziente, che contribuiscono in maniera significativa alla qualità finale dell'esame.

La posizione del paziente sul lettino della TC deve essere la più comoda possibile, in particolare per quanto riguarda la posizione delle braccia, che devono essere poste sopra il capo per essere allontanate dal torace. Molti pazienti, specie se di età avanzata, soffrono di periartrite scapolo-omerale e non riescono a mantenere tale posizione troppo a lungo. È consigliabile far adagiare le braccia del paziente su di un cuscino posto a un livello più alto del capo, ma che non superi il limite dell'ampiezza del gantry della TC *(Fig. 3)*. Dopo aver sistemato il paziente sul lettino, lo si deve collegare al sistema di monitoraggio del tracciato ECG. La maggior parte delle apparecchiature sono dotate di ECG o vettorcardiogrammi a tre derivazioni per i quali è previsto il posizionamento di tre elettrodi cutanei: uno in corrispondenza dell'ipocondrio di sinistra e due rispettivamente sulla spalla destra e sinistra *(Fig. 4)*. Il corretto posizionamento di questi ultimi due elettrodi è fondamentale in quanto, in caso di errore, la qualità del tracciato e la successiva sincronizzazione dell'acquisizione delle immagini viene degradata. Gli elettrodi non devono essere applicati in prossimità di gruppi muscolari in tensione, la cui attività elettrica può generare alterazioni del tracciato ECG. È, quindi, fondamentale che le braccia del paziente siano adagiate su un supporto al fine di evitare fascicolazioni muscolari (dei muscoli deltoidi o intercostali). Una volta posti gli elettrodi è importante valutare la qualità del

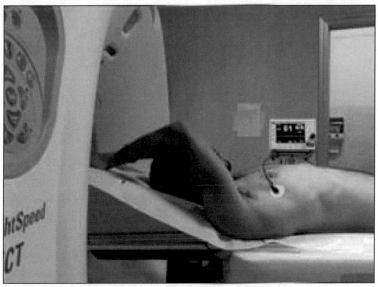

Figura 3 Corretto posizionamento del paziente sul lettino della TC, in modo da essere la più comoda possibile, in particolare per quanto riguarda la posizione delle braccia, che devono essere poste sopra il capo per essere allontanate dal torace

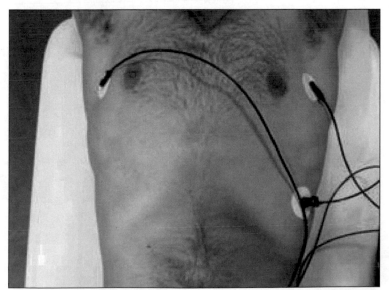

Figura 4 Disposizione degli elettrodi cutanei sul paziente: uno in corrispondenza dell'ipocondrio di sinistra e due rispettivamente sul cavo ascellare di destra e sinistra

tracciato ECG, in particolare l'ampiezza delle onde R e la linearità di tutto l'intervallo R-R. Un'ampiezza ridotta delle onde R è indicativa di uno scarso segnale che potrebbe ridursi ulteriormente durante l'apnea inspiratoria, per l'aumento dell'impedenza elettrica del torace dovuta all'iperinflazione del parenchima polmonare.

Prima di procedere con l'esecuzione dell'esame, si devono far eseguire al paziente delle prove per verificare la capacità di mantenere l'apnea (almeno 20 secondi per le TCMS più lente) e l'eventuale comparsa di alterazioni del tracciato ECG. Si deve istruire il paziente affinché esegua delle inspirazioni della stessa entità in modo che il diaframma si trovi sempre nella stessa posizione (utile per ridurre il volume di acquisizione e quindi la dose di radiazioni). Per questo è importante acquisire lo scanogramma durante l'apnea del paziente. Si deve evitare che il paziente esegua delle inspirazioni massimali, in quanto alla massima inspirazione corrisponde un'intensa contrazione del diaframma che è difficilmente mantenibile a lungo e che genera anche delle fascicolazioni che creano artefatti da movimento nelle immagini più caudali (base del cuore). Come detto in precedenza, durante l'apnea inspiratoria, compiendosi la manovra di Valsalva, si può verificare una riduzione anche significativa della frequenza cardiaca o la comparsa di anomalie del ritmo cardiaco. La valutazione dell'alterazione del tracciato ECG durante l'apnea sono fondamentali anche per decidere se e che tipo di premedicazione farmacologica deve essere somministrata al paziente. Dopo le prove di apnea è necessario attendere almeno 10 minuti prima dell'acquisizione della fase angiografica in modo che i barocettori atriali ritornino allo stato iniziale e siano in grado di rispondere in maniera efficace al fine di ridurre la frequenza cardiaca.

24

Scheda riassuntiva

1) La preparazione del paziente è un fattore che influenza in modo determinante la qualità dell'esame.

2) I β-bloccanti vengono impiegati routinariamente per il controllo della frequenza cardiaca ma richiedono una scrupolosa valutazione delle controindicazioni.

3) I calcio-antagonisti possono essere impiegati per ridurre la frequenza cardiaca in pazienti che hanno controindicazioni all'assunzione di β-bloccanti. Tuttavia, la loro efficacia è minore.

4) L'esmololo e l'ivabradina hanno un'emivita molto breve e rari effetti collaterali e possono essere impiegati per ridurre la frequenza cardiaca in quasi tutti i pazienti. La loro efficacia, tuttavia, è limitata.

5) I nitroderivati migliorano notevolmente la valutabilità delle coronarie, in particolare dei rami più distali.

6) Le benzodiazepine possono essere impiegate per il controllo della frequenza cardiaca in pazienti particolarmente ansiosi.

7) La corretta posizione del paziente sul lettino e l'esecuzione delle prove di apnea sono fondamentali per ottenere un esame di qualità elevata.

Protocolli di studio

L'acquisizione di immagini delle arterie coronarie, a differenza degli altri distretti vascolari, a causa dell'elevata velocità di movimento dei vasi durante il ciclo cardiaco, necessita di sincronizzazione con il tracciato elettrocardiografico (ECG). Questa tecnica, definita cardiosincronizzazione, permette di ricostruire le immagini nella fase del ciclo cardiaco in cui ci sono minori artefatti da movimento. Esistono due tipi di cardiosincronizzazione: quella prospettica, che prevede l'acquisizione delle immagini in una determinata fase del ciclo cardiaco, e quella retrospettiva che, acquisendo le immagini durante tutto il ciclo cardiaco, permette di ricostruire in post processing le immagini in qualunque fase [10]. È stato recentemente introdotto un terzo tipo di acquisizione delle immagini, sempre cardiosincronizzato, che impiega elevati valori di pitch e permette l'acquisizione dell'intero volume cardiaco in pochi millisecondi (modalità Flash).

Ogni esame cardio-TC include l'acquisizione di una fase precontrastografica, per la quantificazione del calcio coronarico e uno studio dinamico durante la somministrazione del mdc.

Scansione precontrastografica: quantificazione del calcio coronarico

La quantificazione del calcio coronarico (Calcium Score, CaSc) permette di ottenere informazioni fondamentali sia per la stratificazione del rischio cardiovascolare del paziente sia per l'interpretazione dell'esame angiografico. L'esame è acquisito in condizioni basali, con tecnica assiale e cardiosincronizzato con triggering prospettico. Questo tipo di acquisizione permette di ridurre al minimo la dose erogata al paziente (circa 2 mSv). La cardiosincronizzazione prospettica per l'acquisizione del CaSc è disponibile anche sulle TCMS nelle quali non è utilizzabile per l'acquisizione dinamica. È necessario che l'esame sia acquisito con 120 kV e che il FOV non sia modificato in quanto la valutazione quantitativa del calcio coronarico è influenzata sia dai valori di attenuazione del calcio (che a 100 kV aumentano) sia dalla risoluzione spaziale (che varia al variare del FOV).

Il CaSc permette di quantificare il calcio coronarico utilizzando tre tipi di punteggio: lo score di Agatston, standardizzato e validato con la TC a fascio di elettroni e traslato sulla TCMS, la massa e il volume. Un'ampia letteratura ha dimostrato la correlazione tra la quantità di calcio coronarico e la probabilità di avere una stenosi coronarica significativa. Inoltre, il calcio coronarico è stato validato come fattore di rischio indipendente in grado di modificare il RCG *[16, 31]*. La *Tabella 4* riassume le linee guida per l'interpretazione del CaSc *[32, 33]*.

Data la difficoltà di valutare, con Coronarografia-TC, placche con grossolane calcificazioni concentriche, questa tecnica permette di selezionare, a priori, i pazienti in cui non sarà possibile ottenere un esame diagnostico (calcificazioni del tronco comune o di un segmento prossimale) indirizzandoli direttamente verso la coronarografia convenzionale. È utilizzato come cut-off il valore di 400 (AJ130) che da un lato classifica il paziente come ad alto rischio, dall'altro corrisponde a una quantità di calcio coronarico che inficerebbe la qualità dell'esame angiografico.

Scansione angiografica: tecniche di acquisizione

L'acquisizione angiografica deve essere eseguita dall'aorta ascendente sino all'apice cardiaco, per lo studio delle coronarie native, mentre è

Tabella 4 Linee guida per l'interpretazione del Calcium Score

Agatston score	Carico aterosclerotico coronarico	Probabilità di stenosi significative	RCG
0	Nessuna placca	Molto bassa (<5%)	Molto basso
1-10	Minimo carico aterosclerotico	Molto improbabile (<10%)	Basso
11-100	Modesto carico aterosclerotico	Modesta o minima	Moderato
101-400	Discreto carico aterosclerotico	Alta probabilità di stenosi non significative; possibili stenosi ostruttive	Moderatamente alto
>400	Esteso carico aterosclerotico	Alta probabilità di una o più stenosi significative (>90%)	Alto

Correzione per sesso ed età

Sesso	Percentile	Età <40	40-44	45-49	50-54	55-59	60-64	65-69	70-74	>74
Uomini	25°	0	0	0	1	4	13	32	64	166
	50°	1	1	3	15	48	113	180	310	473
	75°	3	9	36	103	215	410	566	892	1071
	90°	14	59	154	332	554	994	1299	1774	1982
Donne	25°	0	0	0	0	0	0	1	3	9
	50°	0	0	0	0	1	3	24	52	75
	75°	1	1	2	5	23	57	145	210	241
	90°	3	4	22	55	121	193	410	631	709

Linee guida per l'interpretazione del Calcium Score. Modificato da [32] e da [33]

necessario acquisire anche i vasi epiaortici prossimali per lo studio dei bypass aorto-coronarici arteriosi. La riduzione del volume di acquisizione è indispensabile al fine di ridurre la dose erogata al paziente e va effettuata utilizzando come riferimento l'acquisizione precontrastografica.

Gating retrospettivo

L'acquisizione con gating retrospettivo prevede l'erogazione dei raggi X durante tutto il ciclo cardiaco con tecnica spirale e bassi valori di pitch, compresi tra 0,2 e 0,4, a seconda della frequenza cardiaca (più elevata la frequenza, maggiore il pitch), che determinano un campionamento ridondante del volume di acquisizione. È quindi possibile ricostruire retrospettivamente l'intero volume acquisito in tutte le fasi del ciclo cardiaco. Le immagini ricostruite nelle fasi in cui le strutture si muovono più lentamente (tele-diastole), avranno una qualità migliore di quelle ricostruite nelle altre fasi. Questo è particolarmente importante quando l'esame è acquisito con una TCMS con risoluzione temporale inferiore a 100 ms, e la selezione della fase con minor movimento residuo è generalmente quella tele-diastolica (65-75% dell'intervallo R-R). Com'è noto, all'aumentare della frequenza cardiaca, la durata della diastole si riduce progressivamente *(Fig. 5)* mentre la sistole mantiene circa la stessa durata. Questo meccanismo fa sì che nelle frequenze elevate, >80 bpm, sia possibile ottenere immagini di alta qualità anche nelle fasi tele-sistoliche (25-45% dell'intervallo R-R). Tuttavia l'esecuzione dell'esame in un paziente con frequenza cardiaca superiore a 80 bpm è sconsigliabile con apparecchiature con risoluzione temporale inferiore a 100 msec.

L'acquisizione con gating retrospettivo espone il paziente a un'elevata dose di radiazioni, tra i 7 e i 20 mSv, ma permette, disponendo dei dati

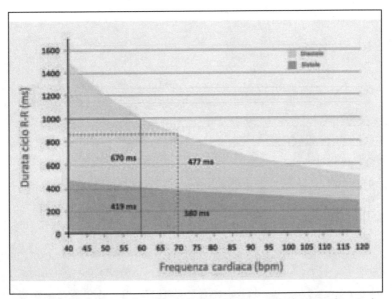

Figura 5 Variare della durata della sistole e della diastole in base alla frequenza cardiaca. La durata della diastole si riduce progressivamente con l'aumentare della frequenza cardiaca mentre la sistole varia in maniera meno significativa. Nell'esempio riportato, a una frequenza cardiaca di 60 bpm corrisponde una durata della diastole di circa 670 ms che si riduce fino a 477 a 70 bpm (-28%). La sistole, invece, da 419 bpm si riduce a circa 380 bpm (-9%)

di tutto il ciclo cardiaco, l'analisi morfologica e funzionale delle camere e delle valvole cardiache. Questo tipo di acquisizione consente, inoltre, di effettuare l'esame anche in pazienti con ritmo cardiaco irregolare. Infatti, grazie al sovracampionamento che viene effettuato, è possibile rimuovere, dalla ricostruzione delle immagini, le informazioni acquisite durante battiti anomali (extrasistoli) che creerebbero artefatti da errato allineamento delle strutture. Questo procedimento prende il nome di *ECG editing* e sarà discusso più avanti.

Triggering prospettico

L'acquisizione con triggering prospettico prevede l'erogazione dei raggi X, e quindi l'acquisizione delle immagini solo durante un breve periodo del ciclo cardiaco, prestabilito in base alla frequenza cardiaca del paziente *(Fig. 6)*. L'acquisizione di un esame con triggering prospettico, riducendo il tempo d'irradiazione del paziente, permette di diminuire

31

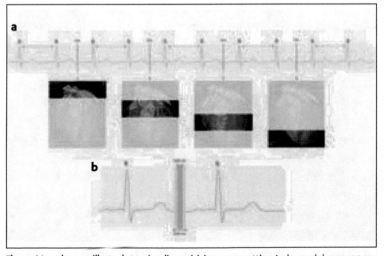

Figura 6 Lo schema **a** illustra la tecnica di acquisizione prospettica. Le immagini vengono acquisite a battiti alterni. Durante il battito precedente viene determinata la durata dell'intervallo R-R e durante quello successivo vengono acquisite le immagini. L'estensione, lungo l'asse z, del volume acquisito a ogni scansione è pari alle dimensioni del detettore (copertura anatomica). I singoli volumi acquisiti sono tra di loro sovrapposti per una piccola percentuale. Lo schema **b** illustra la variabilità della durata di ogni singola acquisizione. A una durata maggiore corrisponde la possibilità di ricostruire le immagini in più fasi del ciclo cardiaco e un aumento della dose erogata

drasticamente la dose erogata. Questo approccio prevede l'acquisizione, con tecnica assiale, della durata dell'intervallo R-R durante un ciclo cardiaco e l'acquisizione delle immagini durante il ciclo successivo. In altre parole, il momento in cui sono acquisite le immagini è stabilito in base alla durata del ciclo cardiaco precedente. È facile intuire che, qualora i due cicli cardiaci dovessero avere una durata diversa tra loro, l'acquisizione delle immagini avverrà in una fase diversa da quella prestabilita generando una perdita di dati. Esistono, tuttavia, dei software in grado di riconoscere, in tempo utile, i battiti anomali e interrompere l'acquisizione fino al ristabilirsi del ritmo sinusale. Se, da un lato, questi software evitano la perdita di dati, dall'altro rendono imprevedibile la stima a priori del tempo di scansione che, come vedremo in seguito, è fondamentale per il calcolo del volume di mdc da iniettare. Quindi, quando si dispone di questi software, è consigliabile impiegare una quantità di mdc lievemente maggiore in modo da evitare che le immagini più caudali vengano acquisite dopo il passaggio del mdc.

A differenza di quanto avviene nelle acquisizioni con gating retrospettivo, con il triggering prospettico le strutture sono campionate una sola volta, quindi gli errori di acquisizione non possono essere corretti con un editing. È quindi ancora più importante, quando si utilizza questo tipo di acquisizione, il controllo della frequenza e del ritmo cardiaco. Utilizzando il triggering prospettico, inoltre, non si potranno ottenere i dati necessari alla valutazione funzionale delle camere e delle valvole cardiache. Tuttavia, alcune apparecchiature permettono l'acquisizione di due fasi *(Fig. 7)*, una diastolica e una sistolica, per poter comunque ottenere i dataset necessari per l'analisi funzionale. Anche le immagini acquisite con triggering prospettico possono essere ricostruite in minima parte con algoritmi retrospettivi. Infatti, il tempo di acquisizione di ogni singolo volume, anche se molto breve, comprende una percentuale variabile, ma ristretta, del ciclo cardiaco. La durata di questa acquisizione può essere impostata a priori. Riducendo al massimo la durata dell'acquisizione (circa 100 ms) eventuali piccole irregolarità della frequenza e del ritmo cardiaco non potranno essere corrette in retro-ricostruzione. Aumentando al massimo la durata dell'acquisizione (circa 200 ms),

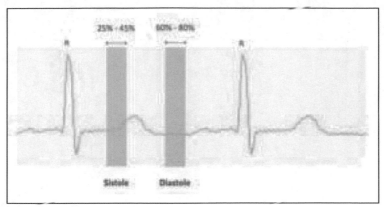

Figura 7 Possibilità di eseguire, con triggering prospettico, una doppia acquisizione, una in sistole e una in diastole, per poter quantificare la frazione di eiezione del ventricolo

aumenta la dose erogata al paziente, ma si possono correggere eventuali errori in ricostruzione.

Acquisizione in modalità Flash

Recentemente, sui TCMS a doppia sorgente di seconda generazione è stata sviluppata una nuova tecnica di acquisizione denominata Flash. Con questa tecnica l'intero volume cardiaco è acquisito in circa 220-250 ms con una risoluzione temporale di circa 75 ms. La tecnica di acquisizione spirale prevede l'utilizzo di alti valori di pitch che determinano un'elevata velocità di movimento del lettino porta-paziente (43 mm/s). L'acquisizione delle immagini avviene durante la fase diastolica di un singolo battito cardiaco e l'inizio della scansione è cardiosincronizzato con triggering prospettico. In pratica, l'acquisizione viene fatta partire al 55-60% del ciclo R-R e finisce, dopo circa 230 ms, all'80% *(Fig. 8)*. È facile intuire che quando si impiega questa tecnica il controllo della frequenza e del ritmo cardiaco sono fondamentali. La frequenza cardiaca non deve superare i 60 bpm per evitare che il ciclo cardiaco si riduca e l'acquisizione termini oltre la diastole. Il ritmo cardiaco, inoltre, deve essere il più regolare possibile perché l'inizio (trigger) dell'acquisizione si basa sulla durata del battito cardiaco precedente.

33

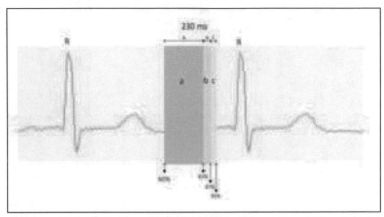

Figura 8 Modalità di acquisizione Flash. La durata totale dell'acquisizione dell'intero volume cardiaco è di circa 230 ms. Con questa tecnica il controllo della frequenza cardiaca è cruciale. A una frequenza cardiaca di 60 bpm (*a*), il ciclo cardiaco dura circa 1000 ms, l'acquisizione inizierà al 60% e finirà all'83% del R-R. All'aumentare della frequenza cardiaca la fine della scansione coinciderà con una fase più distante da quella iniziale (*b*: 70 bpm = fine scansione 87%; *c*: 80 bpm = fine scansione 90%) con conseguente distorsione delle immagini più caudali

La modalità Flash ha il grande vantaggio di ridurre drasticamente la dose erogata al paziente (1-2 mSv) ma, a causa della sensibilità alle variazioni della frequenza e del ritmo cardiaco, può essere impiegata, al momento, in un numero limitato di pazienti *[34, 35]*.

Acquisizione multisegmento

L'esatta risoluzione temporale delle TCMS dipende dalla velocità di rotazione del gantry, poiché i dati acquisiti in metà rotazione sono sufficienti per la ricostruzione di una singola immagine tomografica. Pertanto, con un tempo di rotazione di 330 msec è possibile ottenere una risoluzione temporale di circa 165 msec. Per aumentare ulteriormente la risoluzione temporale è possibile utilizzare degli algoritmi di ricostruzione multisegmento che permettono di combinare i dati di due o più cicli cardiaci, richiedendo un numero di informazioni ridotto rispetto a quelle ottenute con una proiezione di 180°. In una ricostruzione multisegmento, i dati che hanno la stessa relazione con il tracciato elettrocardiografico, ma derivano da differenti battiti cardiaci, sono combinati in una singola immagine. La risoluzione temporale risultante

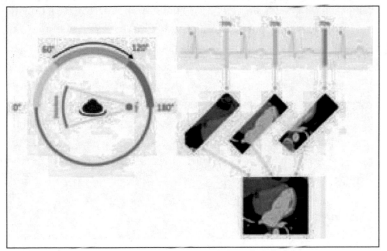

Figura 9 Tecnica di acquisizione multisegmento. Le immagini vengono ricostruite fondendo i dati di più cicli cardiaci, detti segmenti. È possibile fondere da 2 a 4 segmenti. È fondamentale che la durata dei cicli cardiaci sia identica al fine di evitare la genesi di artefatti da errato allineamento. Questa tecnica viene impiegata per ridurre la risoluzione temporale. Impiegando due segmenti, con un tempo di rotazione di 330 ms si ottiene una risoluzione temporale di 83 ms (330 ms/2/2)

dipenderà, in tal caso, dal numero e dalle dimensioni dei segmenti utilizzati per la creazione di una stessa immagine, ma sarà più alta rispetto a quella che deriva da un singolo segmento *(Fig. 9)*. La risoluzione temporale è così aumentata di un fattore pari al numero di segmenti utilizzati (n) per la ricostruzione:

$$\text{risoluzione temporale} = (\text{tempo di rotazione}/2)/n$$

Tali tecniche offrono una risoluzione temporale ottimale solo in un ristretto range di frequenze cardiache e rendono l'immagine sensibile alle variazioni della frequenza durante l'acquisizione. Pertanto, lievi modifiche del ritmo cardiaco durante l'esame determinano una risoluzione temporale non uniforme causando, così, la comparsa di artefatti. Questo tipo di ricostruzione delle immagini può essere impiegato solo se le immagini vengono acquisite con un metodo idoneo. Può essere applicato sia ad acquisizioni retrospettive che prospettiche. Per le acquisizioni retrospettive sarà necessario impiegare pitch più bassi, rispetto a quanto determinato dalla frequenza cardiaca, di un fattore pari al numero di segmenti che si vuole impiegare per la ricostruzione delle immagini determinando, quindi, un proporzionale aumento della dose erogata al paziente. Questa tecnica può essere impiegata anche con acquisizioni prospettiche, specialmente su apparecchiature con ampia copertura anatomica (8-16 cm). Ogni acquisizione di un dato volume verrà effettuata un numero di volte pari al numero di segmenti che si intende utilizzare per la ricostruzione delle immagini, anche in questo caso con un aumento della dose.

Riduzione della dose

Modulazione dei mA (ECG pulsing)
Una delle strategie per ridurre la dose di radiazioni è basata su di una tecnica che permette di modulare i mA secondo la fase del ciclo cardiaco, denominata *ECG pulsing*. Con questa tecnica si eroga il massimo della corrente durante la fase del ciclo cardiaco utile alla ricostruzione delle immagini (fase tele-diastolica o tele-sistolica), mentre nelle restanti fasi (non utili alla ricostruzione delle immagini), secondo la tecnologia di cui si dispone, si può ridurre il milliamperaggio fino al 98% *(Fig. 10)*. La riduzione del milliamperaggio viene adattata all'indicazione clinica. Infatti, quando è necessario ottenere informazioni funzionali, non è con-

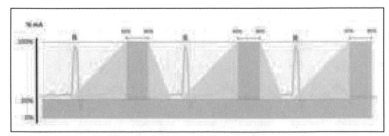

Figura 10 Tecnica di modulazione dei mA (*ECG pulsing*) applicata a un'acquisizione con gating retrospettivo. Il massimo della corrente viene erogato durante la fase del ciclo cardiaco utile alla ricostruzione delle immagini (fase tele-diastolica o tele-sistolica), mentre nelle restanti fasi (non utili alla ricostruzione delle immagini), si può ridurre il milliamperaggio fino al 98% con una significativa riduzione della dose erogata. L'ampiezza della fase di massima erogazione della corrente deve essere ottimizzata in base alla frequenza cardiaca (FC)

sigliabile ridurre i mA al disotto dell'80%, valore oltre il quale si ottengono immagini estremamente rumorose e di scarsa qualità. L'*ECG pulsing* viene generalmente adattato al tipo di apparecchiatura impiegata, alla frequenza cardiaca e al tipo di ritmo cardiaco. Utilizzando TCMS con risoluzione temporale superiore a 100 ms, le frequenze cardiache superiori a 80 bpm permettono anche di ridurre la dose di radiazioni grazie all'impiego di pitch più elevati (maggiore il pitch, più veloce l'acquisizione, minore il tempo di irradiazione). Indipendentemente dalla risoluzione temporale della TCMS, per le frequenze cardiache comprese tra 66 e 79 bpm è consigliabile l'impiego di *pulsing* ampi a causa dell'imprevedibilità dell'identificazione, a priori, della fase con miglior qualità d'immagine *[36]*.

L'impiego dell'*ECG pulsing* permette di ridurre i valori dosimetrici fino al 50%, secondo il tipo di modulazione e di tecnologia utilizzata.

Riduzione dei kilovolt
La riduzione dei kilovolt durante l'acquisizione della fase angiografica è uno dei metodi più efficaci per ridurre la dose erogata al paziente indipendentemente dalla tecnica di acquisizione impiegata *[37]*. Riducendo il kilovoltaggio si ottengono tuttavia delle immagini più rumorose e pertanto questa tecnica è sconsigliata in pazienti con indice di massa corporea elevato (BMI >30). Un altro effetto che si ottiene riducendo il kilovoltaggio è quello di aumentare l'attenuazione intravascolare del mdc. Questo può essere sfruttato quando, non riuscendo a reperire accessi venosi idonei, non è possibile iniettare il mdc a un flusso sufficientemente elevato. Al contrario, è bene non impiegare bassi kilovoltaggi in pazienti con molte calcificazioni coronariche a causa dei maggiori artefatti da blooming dovuti all'aumento dei valori di attenuazione del calcio. È quindi fondamentale valutare sulle immagini precontrastografiche (CaSc) la quantità di calcio prima di acquisire la fase angiografica con bassi kilovoltaggi.

Protocolli di somministrazione del mdc

Per ottenere un esame di alta qualità è necessario raggiungere un'elevata attenuazione intravascolare e ridurre al massimo gli artefatti da indurimento del fascio radiogeno nelle sezioni destre del cuore.

Per aumentare i valori di attenuazione all'interno delle arterie coronarie è necessario iniettare il contrasto con un elevato flusso di iodio per secondo (2,0 gI/s) *(Tabella 5)*. Per ottenere ciò si possono impiegare mdc ad alta concentrazione o aumentarne la velocità di somministrazione. Raggiungendo tali valori limite è necessario un accesso venoso in grado di resistere a elevati valori pressori come quello antecubitale. Le vene cefalica e basilica, che drenano questo distretto vascolare, presentano un calibro elevato e, non avendo alcuna connessione con altre vene, evitano la dispersione di mdc. Quando possibile, l'arto superiore da scegliere è il destro. Da questo lato l'anatomia del tronco brachiocefalico è più favorevole e l'eventuale presenza di artefatti da indurimento del fascio non compromettono eccessivamente la visualizzazione dell'arco aortico e l'origine dei tronchi sovraortici (ad esempio nello studio dei bypass arteriosi).

La riduzione degli artefatti da indurimento del fascio nelle sezioni destre del cuore si ottiene somministrando un bolo di soluzione fisiologica alla stessa velocità d'iniezione del bolo principale di mdc. Il bolo di soluzione fisiologica ha il compito di lavare i vasi venosi e spingere il mdc rimasto nel sistema venoso aumentandone la concentrazione nel sistema arterioso e ottenendo, in questo modo, un'opacizzazione delle sole sezioni sinistre del cuore e delle arterie coronarie. Questo approccio impedisce

Tabella 5 Flusso di iniezione del mdc (2 gI/sec)

Concentrazione (mgI/ml)	Flusso d'iniezione (ml/sec)
300	6,7
320	6,2
350	5,7
370	5,4
400	5

la valutazione delle sezioni destre del cuore che sono completamente prive di mdc. Quando è necessario lo studio delle sezioni destre del cuore è consigliabile l'impiego di un secondo bolo misto fisiologica/mdc (80/20%) o di un frazionamento del bolo di mdc in due fasi a flusso di iniezione diverso (es. 60 ml a 5 ml/s + 20 ml a 2 ml/s + bolo di fisiologica 20 ml a 5 ml/s). In questo modo si otterrà un'opacizzazione delle sezioni destre sufficiente alla loro valutazione senza generare artefatti da indurimento del fascio.

Sincronizzazione con il bolo di mdc

Il tempo di ritardo tra l'iniezione endovenosa del mdc e la sua comparsa all'interno del compartimento arterioso è definito tempo di transito del mdc (tmdc). Tale parametro è ampiamente variabile nei diversi pazienti ed è anch'esso legato all'efficienza del sistema cardiovascolare. Per stabilire il tmdc individuale si usano alcuni sistemi di monitoraggio del bolo: il bolus test e le tecniche di monitoraggio automatico. Entrambe le tecniche determinano il tmdc che è poi impostato per stabilire il tempo d'inizio della scansione; tale tempo viene definito come il tempo necessario all'arrivo del mdc nel letto vascolare che determina un potenziamento di circa 100 UH. Per la Coronarografia-TC è raccomandato il monitoraggio automatico del bolo, collocando la regione d'interesse (ROI) a livello dell'aorta ascendente e impostando un ritardo di circa 6 secondi per l'inizio della scansione.

Volume di mdc

Una volta stabilita la velocità del flusso d'iniezione del mdc in base alla concentrazione del mdc stesso *(Tabella 5)* il volume viene calcolato in base al tempo di scansione della fase angiografica. La durata del tempo di iniezione del mdc dovrà corrispondere al tempo di scansione più il ritardo dal trigger (7 secondi). Se, ad esempio, il tempo di scansione è 10 secondi e si impiega un mdc con una concentrazione di 400 mg di iodio (0,4 gI) per ml, i parametri di iniezione saranno:

- flusso: 5 ml/s (ottenuto dividendo 2 gI/s per 0,4 gI);
- volume: 10 s (tempo di scansione) + 7 s (ritardo dal trigger) = 17 s × 5 (flusso d'iniezione) = 85 ml.

Scheda riassuntiva

1) La quantificazione del calcio coronarico è fondamentale per la stratificazione del rischio cardiovascolare del paziente e per determinare, a priori, la valutabilità delle arterie coronarie.

2) La tecnica di acquisizione con gating retrospettivo permette di calcolare la frazione di eiezione del ventricolo di sinistra e i volumi cardiaci.

3) La tecnica di acquisizione prospettica permette di ridurre significativamente la dose erogata al paziente ma è più sensibile alle irregolarità del ritmo cardiaco.

4) La tecnica di acquisizione Flash può essere impiegata solo in pazienti con frequenza cardiaca inferiore a 60 bpm e ritmo cardiaco regolare. Tuttavia, è possibile ridurre in maniera significativa la dose erogata.

5) Le acquisizioni multisegmento permettono, in un gruppo limitato di pazienti, di ottenere immagini di buona qualità anche a elevate frequenze cardiache. Tuttavia, la dose erogata aumenta significativamente.

6) La riduzione più efficace della dose si ottiene abbassando il kilovoltaggio. La riduzione va ponderata in base alle dimensioni del paziente e alla quantità di calcio coronarico.

7) Il mezzo di contrasto dovrebbe essere iniettato con flusso di 2 gl/sec per ottenere un'attenuazione intravascolare ottimale.

8) Il volume di mdc dipende dal tempo di scansione.

Ricostruzione delle immagini

Ogni acquisizione cardio-TC, indipendentemente dalla tecnica utilizzata, permette di ottenere molteplici informazioni, ognuna delle quali necessita di retroricostruzioni dedicate. Di seguito verranno descritti i parametri da utilizzare per la retroricostruzione dei diversi dataset necessari all'analisi delle immagini.

Dataset per la quantificazione del calcio coronarico

L'acquisizione basale per la quantificazione del calcio coronarico non richiede ulteriori retroricostruzioni in quanto deve rispettare dei parametri preimpostati dal costruttore con i quali la metodica è stata validata. È quindi importante non alterare in alcun modo le ricostruzioni di default al fine di non falsare i risultati dell'analisi.

Dataset angiografico

Il dataset angiografico è necessario per la valutazione delle coronarie e necessita di retroricostruzioni dedicate a ottenere un'elevata risoluzione spaziale e di contrasto. Lo spessore delle immagini deve essere inferiore al millimetro, meglio se con un ampio overlap in modo da ottenere spessori di 0,3-0,5 mm. Questo migliorerà la qualità delle riformattazioni multiplanari e dei rendering volumetrici. Tuttavia, verranno generate una notevole quantità di immagini per cui, se possibile, si dovrà ricostruire solo il volume acquisito necessario, eliminando le immagini craniali e caudali non necessarie. Al fine di aumentare la risoluzione spaziale, come discusso precedentemente, è fondamentale l'impiego di FOV di dimensioni ridotte. È tuttavia necessario sapere che ognuno dei filtri di ricostruzione delle immagini è ottimizzato per determinate ampiezze di FOV. Quindi, la riduzione eccessiva del FOV può non corrispondere a un aumento della risoluzione spaziale. I filtri di ricostruzione, o di convoluzione, delle immagini devono essere impiegati in base al tipo di struttura che si vuole analizzare. Ogni filtro di convoluzione determina una variazione del rapporto segnale/rumore. Filtri più duri determinano un aumento della definizione dell'immagine riducendo gli artefatti da indurimento del fascio o da blooming prodotti da strutture a elevata densità, ma aumentano il rumore. Questi filtri devono essere utilizzati quando si analizzano coronarie molto calcifiche o stent metallici. Per l'analisi delle coronarie è indicato l'impiego di filtri medi che mantengano basso il rumore.

Ogni dataset angiografico dovrebbe essere retroricostruito, se possibile (gating retrospettivo o triggering prospettico ampio), in almeno due fasi del ciclo cardiaco, meglio se non troppo vicine tra di loro, per valutare la presenza di artefatti che possano creare pitfalls (difficilmente un artefatto si ripete nello stesso punto in due fasi diverse) *(Fig. 11)*. Come descritto in precedenza, le retroricostruzioni dovrebbero essere effettuate in fase tele-diastolica, ovvero tra il 60 e l'80% del ciclo R-R.

Dataset funzionale

Le acquisizioni retrospettive, come discusso in precedenza, permettono di ricostruire immagini in tutte le fasi del ciclo cardiaco. Questo permette la valutazione funzionale e morfologica delle camere e delle valvole cardiache. Per un'analisi accurata è necessario ricostruire immagini in tutte le fasi partendo dallo 0 fino al 95% del ciclo R-R, ogni 5%. Si otterranno così 20 dataset e una notevole quantità di immagini. Tuttavia, l'analisi funzionale non richiede un'elevata risoluzione spaziale, in quanto le camere e le valvole cardiache sono delle macrostrutture, più grandi

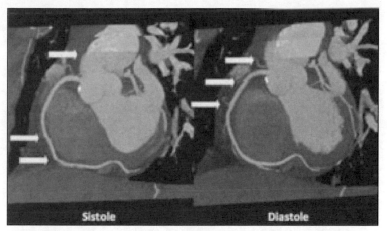

Figura 11 Multipli artefatti (*frecce*) lungo il decorso della coronaria destra sia sulle ricostruzioni in fase sistolica che in quella diastolica. Lo stesso artefatto non si ripete in entrambe le fasi. Le ricostruzioni multifasiche permettono di riconoscere gli artefatti che possono essere confusi, a volte, con reperti patologici (falsi positivi)

43

delle coronarie. È quindi possibile ricostruire le immagini con uno spessore maggiore (2,5-5 mm) riducendo notevolmente il numero di immagini. Come detto per il dataset angiografico, anche per il dataset funzionale sarà bene eliminare le immagini craniali e caudali non necessarie. Può essere utilizzato lo stesso FOV del dataset angiografico e filtri di convoluzione medi.

Dataset torace

Ogni acquisizione cardio-TC comprende anche parte del parenchima polmonare e del mediastino. È quindi doveroso ricostruire un dataset con FOV di ampiezza massima per valutare eventuali reperti extracardiaci a carico del parenchima polmonare o del mediastino. Anche questo datatset può essere ricostruito con spessori maggiori (1-2 mm) per ridurre il numero totale di immagini, impiegando filtri di convoluzione dedicati al parenchima polmonare.

ECG editing

La presenza di battiti prematuri (extrasistole) durante l'acquisizione dell'esame determina la non corretta sincronizzazione del volume in ricostruzione. L'impiego di software per l'editing dell'ECG permette di compensare in parte questo genere di artefatto. Questo tipo di software consente di spostare arbitrariamente la posizione della finestra temporale di ricostruzione all'interno del ciclo cardiaco o di eliminare completamente i dati riguardanti il battito ectopico; in questo modo, la ricostruzione non comprenderà i dati acquisiti durante il battito irregolare *(Fig. 12)*. Le extrasistoli non costituiscono controindicazioni assolute alla Coronarografia-TC, salvo che siano molto frequenti (più di una ogni due battiti normali). Questo tipo di post-processing è applicabile esclusivamente alle acquisizioni con gating retrospettivo.

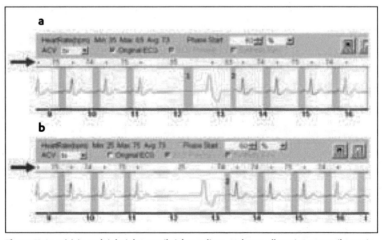

Figura 12 Acquisizione dei dati durante il ciclo cardiaco. Nel pannello **a** si apprezza il campionamento delle immagini durante un battito ectopico (1). Il pannello **b** dimostra come è possibile rieditare la posizione della finestra temporale (2) in modo da eliminare l'acquisizione dei dati durante il battito irregolare

Scheda riassuntiva

1) Le ricostruzioni per la valutazione delle coronarie necessitano della più elevata risoluzione spaziale.

2) Per la valutazione funzionale è indispensabile la ricostruzione delle immagini in tutte le fasi del ciclo cardiaco.

3) La valutazione dei reperti extracardiaci, polmonari e mediastinici richiede la ricostruzione delle immagini con il più ampio campo di vista possibile.

4) È possibile correggere artefatti dovuti alla presenza di battiti cardiaci irregolari utilizzando la tecnica dell'*ECG editing*.

Analisi delle immagini

Coronarie

L'analisi delle coronarie prevede, come primo passo, l'utilizzo di una finestra di visualizzazione idonea. Infatti, elevati valori di attenuazione intravascolare possono rendere difficile l'identificazione delle calcificazioni. In letteratura sono state proposte molte tecniche per identificare la finestra ideale [38]. Tuttavia, questa dipende dall'attenuazione intravascolare, dalla quantità di calcio e dall'eventuale presenza di stent metallici. Nella nostra esperienza impieghiamo una finestra standard di partenza centrata a 220 UH e ampia 740 UH (C:220 – W:740), che viene poi modificata manualmente a seconda delle necessità. Per l'analisi di segmenti coronarici diffusamente calcifici o di stent metallici consigliamo una finestra standard di partenza centrata a 420 UH e ampia 1980 UH (C: 420 – W:1980). I valori di finestra proposti devono essere presi in considerazione quando vengono utilizzati protocolli di iniezione del mdc a 2 gI/sec.

Come primo approccio alla valutazione del dataset è consigliabile la visualizzazione delle immagini scorrendole sul piano assiale. Questo tipo di visualizzazione permette di effettuare una prima valutazione d'insieme di tutte le strutture cardiache. La valutazione delle coronarie, invece, necessita di algoritmi dedicati. L'utilizzo di algoritmi tridimensionali quali il *Maximum Intensity Projection* (MIP) **(Fig. 13)** e il *Volume Rendering* (VR) **(Fig. 14)** permette una visualizzazione simil-angiografica dell'albero coronarico utile per identificare eventuali anomalie o grossolani reperti come l'occlusione di un vaso o estese stenosi. È sconsigliato l'utilizzo di questo tipo di visualizzazione per quantificare la stenosi vasale a causa

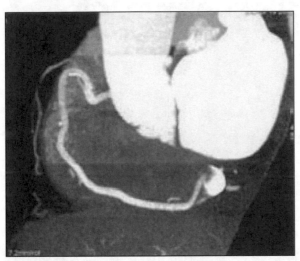

Figura 13 Completa visualizzazione simil-angiografica della coronaria destra utilizzando la *Maximum Intensity Projection* (MIP)

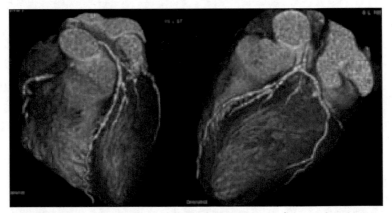

Figura 14 Algoritmo di ricostruzione *Volume Rendering*. Questo tipo di ricostruzione permette di visualizzare i vasi epicardici ed è utile per la valutazione dell'estensione della malattia coronarica ed eventuali anomalie di origine e decorso delle coronarie

della sovra/sotto-stima che può generare. Per questo motivo è necessario effettuare riformattazioni multiplanari (MPR) e riformattazioni planari curve, che seguono la linea centrale del vaso (*Multi Path Curved Planar Reformations*, MP-CPRs), ottenute con metodi manuali o automatici *(Fig. 15)*. Con tali ricostruzioni è possibile visualizzare il vaso nella totale

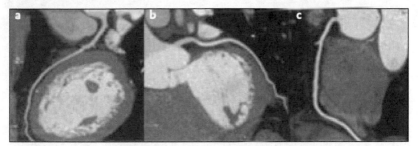

Figura 15 Le riformattazioni multiplanari che seguono la linea centrale del vaso (*Multi Path Curved Planar Reformations*, MP-CPRs) permettono una migliore valutazione delle stenosi coronariche. La figura mostra vasi esenti da patologia: discendente anteriore (**a**), circonflessa (**b**), coronaria destra (**c**)

estensione senza distorsioni e sovrapposizioni, studiando la sezione vasale lungo multipli piani e ottenendo costantemente le misure dei vari diametri. Nonostante i notevoli progressi dei software che permettono oggi un automatismo totale nella rielaborazione delle immagini, permangono alcune difficoltà nella localizzazione del lume vasale; infatti, nei punti di maggior tortuosità o in corrispondenza di artefatti si possono creare sovrapposizioni che non permettono di estrapolare il vaso correttamente. In questi casi è necessaria la ricostruzione manuale, anche di piccoli segmenti vasali. L'approccio manuale con MPR prevede l'analisi sincronizzata di tre immagini su piani dello spazio diversi (assiale, sagittale e coronale) sui quali sono rappresentati i rispettivi assi. Si procede quindi a posizionare due dei tre assi lungo il diametro longitudinale del vaso; in questo modo, il terzo asse verrà posizionato sul piano ortogonale al lume che è necessario per quantificare eventuali stenosi *(Fig. 16)*.

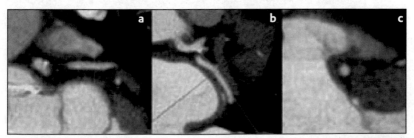

Figura 16 Il pannello **c** mostra il piano ortogonale al lume del vaso necessario per quantificare eventuali stenosi. Questo è ottenibile posizionando gli assi delle due MPR ortogonali (**a, b**) paralleli all'asse lungo del vaso

Camere cardiache e valvole

Ventricoli

La valutazione del dataset funzionale permette di quantificare i volumi e analizzare la cinesi dei segmenti miocardici. La valutazione dei ventricoli si basa prevalentemente sull'impiego di software dedicati in grado di quantificare il mdc all'interno del ventricolo e, calcolando il volume massimo (in diastole) e quello minimo (in sistole), sono in grado di stabilire la frazione d'eiezione, i volumi telesitolico e telediastolico e la gittata cardiaca. È necessario verificare che non vengano commessi errori che possano falsare l'analisi. Gli errori più frequentemente commessi da questo tipo di software sono l'inclusione di parte dell'atrio e l'errato riconoscimento del mdc a livello dei muscoli papillari. Questo tipo di errori richiedono un post-processing manuale che nel primo caso prevede l'identificazione del piano valvolare e nel secondo la correzione dei contorni endoventricolari *[39, 40]*. Nella maggior parte dei casi, quando la qualità d'immagine è eccellente, questi software risultano molto accurati, tanto che esiste un'ampia letteratura che dimostra l'accuratezza della cardio-TC per la quantificazione dei volumi ventricolari *[41]*. La valutazione della cinesi segmentaria e globale del miocardio ventricolare si basa su un'analisi di tipo prevalentemente visivo. Tuttavia, esistono dei software in grado di quantificare il movimento e lo spessore dei segmenti del miocardio ventricolare che generano immagini a "occhio di bue" in cui i valori vengono rappresentati con una

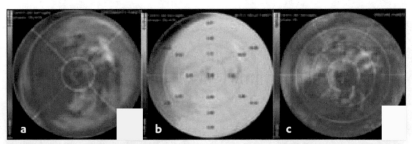

Figura 17 Le figure a "occhio di bue" mostrano le mappe funzionali del miocardio ventricolare. Il pannello **a** mostra i dati riguardati l'ispessimento delle pareti; il pannello **b** mostra la mappa funzionale con i dati riguardanti il moto delle pareti; il pannello **c** mostra lo spessore delle pareti

scala colorimetrica *(Fig. 17)*. L'accuratezza, sia della valutazione visiva che di quella ottenibile con software dedicati, non è comunque paragonabile a quella raggiungibile con la Cardio-RM, considerata attualmente la metodica gold standard.

Atri

La valutazione degli atri prevede l'esclusione della presenza di masse (formazioni trombotiche o neoplasie) endoluminali. Tuttavia, la valutazione dell'atrio di sinistra prevede l'identificazione di anomalie di sbocco delle vene polmonari. Questo tipo di analisi, che si basa sull'estrapolazione e la ricostruzione del volume atriale, è di fondamentale supporto alle procedure di ablazione dei foci ectopici eseguita su pazienti affetti da fibrillazione atriale. Sono disponibili dei software dedicati in grado di effettuare questo tipo di analisi automaticamente.

Valvole cardiache

L'analisi della morfologia e della cinesi delle valvole cardiache prevede un approccio esclusivamente visivo. Le valvole cardiache valutabili con più accuratezza sono la valvola aortica e la mitrale. L'analisi di queste strutture prevede, come per le coronarie, l'impiego di tre MPR, due dei quali posizionati perpendicolarmente al piano valvolare; il terzo piano si troverà quindi ortogonale al piano valvolare e potrà essere utilizzato per l'analisi *(Fig. 18)*.

51

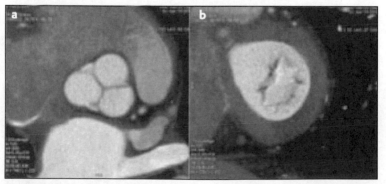

Figura 18 Corretta visualizzazione delle valvole cardiache aortica (**a**) e mitralica (**b**) ottenute con il posizionamento degli assi lungo piani ortogonali delle valvole

Scheda riassuntiva

1) La corretta analisi delle coronarie necessita di appropriati valori di finestra, che dipendono dall'entità del valore di attenuazione intravascolare.

2) Le riformattazioni MIP e VR non devono essere impiegate per quantificare le stenosi coronariche ma per valutare nell'insieme l'albero coronarico.

3) Le riformattazioni multiplanari curve permettono di quantificare in maniera accurata le stenosi coronariche.

Il referto

Il referto di una cardio-TC, a causa delle numerose informazioni estrapolabili da ogni dataset, deve essere strutturato in modo da riassumere tutte le informazioni in maniera sintetica e comprensibile. Inoltre, il referto è, in alcuni casi, l'unico metodo per comunicare i reperti identificati al curante o al paziente a causa della difficoltà di riassumerli iconograficamente.

Di seguito verranno riportate le informazioni da inserire in ognuna delle sezioni del referto. In *Figura 19* è riportato un esempio.

Sezioni del referto

Dati demografici del paziente
Questa sezione viene spesso generata automaticamente dal sistema di refertazione e include nome, cognome, età, sesso del paziente. A questi dati va aggiunta l'indicazione clinica con una breve anamnesi.

Tecnica d'esame
Nella tecnica d'esame devono essere riassunti i seguenti elementi:

- caratteristiche dello scanner (numero di strati e di detettori);
- tecnica di somministrazione del mdc (quantità, concentrazione e flusso di iniezione);
- tecnica di cardiosincronizzazione (prospettica, retrospettiva) e range dell'intervallo R-R ricostruito;
- premedicazione (β-bloccanti, calcio-antagonisti, nitrati, ecc.);
- frequenza cardiaca durante l'acquisizione;
- qualità complessiva dell'esame acquisito.

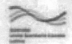

"SAPIENZA' UNIVERSITÀ DI ROMA
FACOLTÀ DI FARMACIA E MEDICINA - POLO PONTINO
U.O.C. DI DIAGNOSTICA AVANZATA DI IMMAGINI
DIR. 2° LIV. PROF. ANDREA LAGHI

Paziente: ___
Sesso: ___
Data di nascita: ___
ID: ___

CARDIO-TC

INDICAZIONE: Esclusione malattia coronarica.

TECNICA D'ESAME: L'esame è stato eseguito con apparecchiatura TC spirale multistrato (64 strati) acquisendo scansioni a collimazione sottile con gating cardiaco retrospettivo ottenuto durante l'iniezione dinamica di mdc iodato non ionico e.v (400 mg/ml, 75 ml @ 5ml/s). Le scansioni ottenute sono state ricostruite nelle diverse fasi del ciclo cardiaco (0%-95% dell'intervallo R-R) e analizzate con algoritmi di riformattazione multiplanare e di rendering volumetrico.

PREPARAZIONE FARMACOLOGICA: Atenololo 50 mg. Nitrati 1mg sublinguale.

FREQUENZA CARDIACA: 60 bpm.

QUALITÀ: Eccellente

REPERTI:

- Calcium Score:
Probabilità pre-test per CAD: bassa. Agaston score totale= 0.

- Coronarie:
Dominanza Destra. Non evidenza di anomalie di origine delle coronarie.

- Tronco Comune:
Non evidenza di placche ateromasiche né stenosi. Triforcazione del tronco comune in Discendente Anteriore, Circonflessa, e Ramo Intermedio.

- Discendente Anteriore:
Non evidenza di placche ateromasiche né stenosi. Rami Diagonali di calibro regolare, esenti da alterazioni parietali.

- Circonflessa:
Presenza di minuta placca calcifica eccentrica, che determina stenosi non significativa del lume vasale a livello del tratto prossimale. Rami marginali ottusi di calibro regolare, esenti da alterazioni parietali.

- Coronaria Destra:
Non evidenza di placche ateromasiche né stenosi. Ramo posterolaterale e Discendente Posteriore di calibro regolare, esenti da alterazioni parietali.

Pagina 1

Figura 19 Esempio di referto strutturato (*cont.* →)

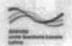

SAPIENZA
Università di Roma

'SAPIENZA' UNIVERSITÀ DI ROMA
FACOLTÀ DI FARMACIA E MEDICINA - POLO PONTINO
U.O.C. DI DIAGNOSTICA AVANZATA DI IMMAGINI
DIR. 2° LIV. PROF. ANDREA LAGHI

Paziente: __
Sesso: __
Data di nascita: __
ID: __

- Morfologia:
Non alterazioni a carico del miocardio ventricolare sinistro apprezzabili con la metodica. Non evidenza di ispessimenti pericardici.

- Funzione Ventricolare:
Non evidenza di ipocinesia a livello dei segmenti ventricolari esaminati.
Nella norma la funzione ventricolare sinistra.
Frazione di eiezione calcolata: **70%**
Volume telesistolico: ml 70 (v.n. ml 18-82)
Volume telediastolico: ml 240 (v.n. ml 102-218)
Gittata sistolica: ml 170 (v.n. ml 74-150)

- Valvole:
Valvola Aortica tricuspide. Non alterazioni a carico della valvola Mitrale.

- Aorta Ascendente:
Aorta ascendente nel tratto medio di calibro regolare ed esente da alterazioni ateromasiche parietali.
Si segnala dilatazione aneurismatica del bulbo aortico che presenta Dmax di mm 50x52; in particolare si segnalano i seguenti diametri:
- piano valvolare: mm 32 (v.n. mm 16)
- piano bulbare: mm 52 (v.n. mm 21)
- giunzione sinotubulare: mm 49 (v.n. mm 19)
- Ao. Ascendente Media: mm 35 (v.n. mm 30)

- Arterie Polmonari:
Arterie polmonari di calibro regolare. Si segnala in particolare:
- Tronco comune: mm 32 (v.n. mm 30)
- A. Polmonare destra: mm 22 (v.n. mm 15)
- A. Polmonare sinistra: mm 25 (v.n. mm 15)

- Reperti extravascolari:
Non evidenza di formazioni nodulari a carico del parenchima polmonare.

Conclusioni:
Coronarie indenni.
Dilatazione aneurismatica del bulbo aortico

55

Figura 19 (continua)

Calcium score

In questa sezione dovrebbe essere riportato il valore totale di Agatston score e la corrispondente classe di rischio cardiovascolare (vedi *Tabella 4*).

Coronarie

L'albero coronarico deve essere descritto partendo dall'anatomia *(Fig. 20)*. Si deve segnalare l'eventuale presenza di origini e/o decorsi anomali nonché la dominanza del circolo coronarico, destra o sinistra, determinata dall'origine dell'arteria discendente posteriore. Per ogni placca aterosclerotica visualizzabile si devono descrivere la localizzazione, la composizione (calcifica, non calcifica o mista), la distribuzione (concentrica o eccentrica), l'estensione (focale o allungata), la presenza di rimodellamento positivo e il grado di stenosi. Quest'ultimo parametro, a causa dei limiti della metodica, dovrebbe essere semplificato dividendo le stenosi significative da quelle non significative. È consigliabile utiliz-

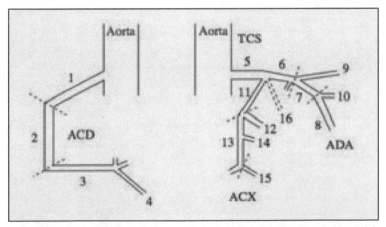

Figura 20 Anatomia dell'albero coronarico secondo la classificazione in 16 segmenti dell'AHA. I segmenti corrispondono a: *1*, tratto prossimale della coronaria destra; *2*, tratto medio della coronaria destra; *3*, tratto distale della coronaria destra; *4*, discendente posteriore; *5*, tronco comune; *6*, tratto prossimale della discendente anteriore; *7*, tratto medio della discendente anteriore; *8*, tratto distale della discendente anteriore; *9*, primo ramo diagonale; *10*, secondo ramo diagonale; *11*, tratto prossimale della circonflessa; *12*, primo ramo marginale; *13*, tratto medio della circonflessa; *14*, secondo ramo marginale; *15*, tratto distale della circonflessa; *16*, ramo intermedio; *ADA*, arteria discendente anteriore; *ACD*, arteria coronaria destra; *ACX*, arteria circonflessa; *TCS*, tronco comune di sinistra

zare il termine stenosi solo per le riduzioni significative del lume, in quanto il termine potrebbe generare incomprensioni da parte del curante. A causa della sovrastima della stenosi che può essere effettuata con la metodica, è consigliabile discriminare le stenosi significative da quelle non significative utilizzando un cut-off del 50% per l'arteria discendente anteriore e del 70% per i restanti vasi.

Per l'analisi degli stent coronarici si deve riportare la loro valutabilità [42], pervietà ed eventuale presenza di iperplasia intimale [43].

Per l'analisi dei bypass aorto-coronarici si deve riportare il tipo di graft impiegato (arterioso o venoso), la sua origine e la sede dell'anastomosi terminale sul circolo coronarico. Per ogni graft devono essere riportate eventuali stenosi e la pervietà dell'anastomosi terminale.

Morfologia

In questa sezione devono essere descritte le anomalie morfologiche delle camere cardiache, con particolare riguardo alle dimensioni di ogni camera, lo spessore del miocardio del ventricolo di sinistra (misurato in fase tele-diastolica), la presenza di masse, gli ispessimenti o i versamenti pericardici.

Funzione

In questa sezione devono essere riportati i valori funzionali del ventricolo di sinistra, in particolare la frazione di eiezione, i volumi tele-sistolico e tele-diastolico e la gittata cardiaca. Devono essere riportate, inoltre, le alterazioni globali o segmentarie della cinesi del miocardio del ventricolo di sinistra utilizzando la suddivisione in 17 segmenti dell'AHA (Fig. 21).

Valvole

In questa sezione devono essere riportate la morfologia della valvola aortica (bicuspide o tricuspide) e la presenza di stenosi (area apertura valvolare <2 cm^2 in sistole) o insufficienze (mancata chiusura valvolare in diastole). Devono essere riportate le calcificazioni anulari o dei lembi valvolari aortici o mitralici, nonché la presenza di prolassi della valvola mitrale.

57

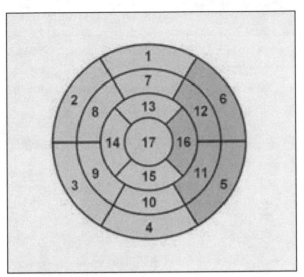

Figura 21 Suddivisione in 17 segmenti del ventricolo di sinistra. *1*, anteriore basale; *2*, antero-settale basale; *3*, infero-settale basale; *4*, inferiore basale; *5*, infero-laterale basale; *6*, antero-laterale basale; *7*, anteriore medio; *8*, antero-settale medio; *9*, infero-settale medio; *10*, inferiore medio; *11*, infero-laterale medio; *12*, antero-laterale medio; *13*, anteriore apicale; *14*, settale apicale; *15*, inferiore apicale; *16*, laterale apicale; *17*, apice

Aorta

In questa sezione dovrebbero essere riportate eventuali anomalie a carico dell'aorta ascendente, in particolare l'eventuale presenza di ectasie o dissezioni. Negli studi in cui è compreso anche l'arco aortico (studio dei by-pass) è necessario segnalare le anomalie di origine dei vasi epiaortici.

Reperti extracardiaci

In questa sezione devono essere descritti i reperti normali e/o patologici a carico del parenchima polmonare e del mediastino visualizzati con l'esame. Devono anche essere riportati eventuali aspetti patologici a carico degli organi addominali apprezzabili nelle scansioni più caudali.

Conclusioni

In questa sezione devono essere riassunti solo i reperti più importanti di ognuna delle sezioni precedenti.

Scheda riassuntiva

1) Il referto strutturato migliora la comprensione della notevole quantità di informazioni ottenibili con la metodica.

2) I reperti extracardiaci devono essere sempre valutati.

3) Le conclusioni del referto permettono di sottolineare i reperti più importanti.

Addestramento del medico radiologo

L'approccio all'imaging cardiaco con TC richiede un addestramento specifico da parte del radiologo. Sicuramente il primo requisito è la padronanza della metodica da un punto di vista tecnico, ovvero la capacità di preparare il paziente e acquisire un esame di alta qualità. Per la refertazione è necessario comprendere il significato clinico della stratificazione del rischio con CaSc e le informazioni utili che si possono utilizzare poi per l'analisi delle coronarie. È necessario familiarizzare con il software di analisi delle immagini al fine di ridurre al massimo i tempi di analisi, a volte molto lunghi. È fondamentale la conoscenza di tutta la patologia valutabile con la metodica.

Recentemente sono state pubblicate le raccomandazioni dell'American College of Cardiology per il training degli specialisti per tutte le metodiche di imaging cardiaco non invasivo *[44]*. Per la cardio-TC sono stati definiti tre livelli di preparazione del radiologo:
- Livello 1: il radiologo apprende le nozioni base sulla cardio-TC. Questo periodo fornisce al radiologo l'esperienza necessaria per prendere familiarità con la tecnica di acquisizione e di analisi delle immagini. Durata del periodo di apprendistato: 1 mese;
- Livello 2: il radiologo dovrebbe avere l'esperienza e le conoscenze necessarie per eseguire e refertare un esame di cardio-TC sotto la supervisione di un tutor di Livello 3. Durata del periodo di apprendistato: 3 mesi;
- Livello 3: totalmente indipendente nell'eseguire e refertare un esame di cardio-TC. Supervisore per radiologi al Livello 2. Durata del periodo di apprendistato: 6 mesi.

61

Scheda riassuntiva

1) L'addestramento del medico radiologo richiede un periodo di familiarizzazione con la metodica.

2) La supervisione di un tutor esperto è fondamentale.

3) Per raggiungere un livello di preparazione ottimale è richiesto un periodo di addestramento di 9 mesi.

Bibliografia

1. Hausleiter J, Meyer T, Hadamitzky M et al (2007) Non-invasive coronary computed tomographic angiography for patients with suspected coronary artery disease: the Coronary Angiography by Computed Tomography with the Use of a Submillimeter resolution (CACTUS) trial. Eur Heart J 28(24):3034–3041

2. Marano R, De Cobelli F, Floriani I et al (2009) Italian multicenter, prospective study to evaluate the negative predictive value of 16- and 64-slice MDCT imaging in patients scheduled for coronary angiography (NIMISCAD-Non Invasive Multicenter Italian Study for Coronary Artery Disease). Eur Radiol 19(5):1114–1123

3. Budoff MJ, Dowe D, Jollis JG et al (2008) Diagnostic performance of 64-multidetector row coronary computed tomographic angiography for evaluation of coronary artery stenosis in individuals without known coronary artery disease: results from the prospective multicenter ACCURACY (Assessment by Coronary Computed Tomographic Angiography of Individuals Undergoing Invasive Coronary Angiography) trial. J Am Coll Cardiol 52(21):1724–1732

4. Miller JM, Dewey M, Vavere AL et al (2009) Coronary CT angiography using 64 detector rows: methods and design of the multi-centre trial CORE-64. Eur Radiol 19(4):816–828

5. Meijboorn WB, Meijs MF, Schuijf JD et al (2008) Diagnostic accuracy of 64-slice computed tomography coronary angiography: a prospective, multicenter, multivendor study. J Am Coll Cardiol 52(25):2135–2144

6. Lembcke A, Hein PA, Dohmen PM et al (2006) Pictorial review: electron beam computed tomography and multislice spiral computed tomography for cardiac imaging. Eur J Radiol 57(3):356–367

7. Achenbach S (2004) Detection of coronary stenoses by multidetector computed tomography: it's all about resolution. J Am Coll Cardiol 43(5):840–841

8. Achenbach S, Raggi P (2010) Imaging of coronary atherosclerosis by computed tomography. Eur Heart J 31(12):1442–1448

9. Mollet NR, Cademartiri F, van Mieghem CA et al (2005) High-resolution spiral computed tomography coronary angiography in patients referred for diagnostic conventional coronary angiography. Circulation 112(15):2318–2323

10. Mahesh M, Cody DD (2007) Physics of cardiac imaging with multiple-row detector CT. Radiographics 27(5):1495–1509

11. Primak AN, McCollough CH, Bruesewitz MR et al (2006) Relationship between noise, dose, and pitch in cardiac multi-detector row CT. Radiographics 26(6):1785–1794

12. Dalrymple NC, Prasad SR, El-Merhi FM, Chintapalli KN (2007) Price of isotropy in multidetector CT. Radiographics 27(1):49–62

13. Achenbach S, Boehmer K, Pflederer T et al (2010) Influence of slice thickness and reconstruction kernel on the computed tomographic attenuation of coronary atherosclerotic plaque. J Cardiovasc Comput Tomogr 4(2):110–115

63

14. de Roos A, Kroft LJ, Bax JJ et al (2006) Cardiac applications of multislice computed tomography. Br J Radiol 79(937):9–16

15. Budoff MJ, Cohen MC, Garcia MJ et al (2005) ACCF/AHA clinical competence statement on cardiac imaging with computed tomography and magnetic resonance: a report of the American College of Cardiology Foundation/American Heart Association/American College of Physicians Task Force on Clinical Competence and Training. J Am Coll Cardiol 46(2):383–402

16. Greenland P, Bonow RO, Brundage BH et al (2007) ACCF/AHA 2007 clinical expert consensus document on coronary artery calcium scoring by computed tomography in global cardiovascular risk assessment and in evaluation of patients with chest pain: a report of the American College of Cardiology Foundation Clinical Expert Consensus Task Force (ACCF/AHA Writing Committee to Update the 2000 Expert Consensus Document on Electron Beam Computed Tomography) developed in collaboration with the Society of Atherosclerosis Imaging and Prevention and the Society of Cardiovascular Computed Tomography. J Am Coll Cardiol 49(3):378–402

17. Hendel RC, Patel MR, Kramer CM et al (2006) ACCF/ACR/SCCT/SCMR/ASNC/NASCI/SCAI/SIR 2006 appropriateness criteria for cardiac computed tomography and cardiac magnetic resonance imaging: a report of the American College of Cardiology Foundation Quality Strategic Directions Committee Appropriateness Criteria Working Group, American College of Radiology, Society of Cardiovascular Computed Tomography, Society for Cardiovascular Magnetic Resonance, American Society of Nuclear Cardiology, North American Society for Cardiac Imaging, Society for Cardiovascular Angiography and Interventions, and Society of Interventional Radiology. J Am Coll Cardiol 48(7):1475–1497

18. Abbara S, Arbab-Zadeh A, Callister TQ et al (2009) SCCT guidelines for performance of coronary computed tomographic angiography: a report of the Society of Cardiovascular Computed Tomography Guidelines Committee. J Cardiovasc Comput Tomogr 3(3):190–204

19. Taylor AJ, Cerqueira M, Hodgson JM et al (2010) ACCF/SCCT/ACR/AHA/ASE/ASNC/NASCI/SCAI/SCMR 2010 appropriate use criteria for cardiac computed tomography. A report of the American College of Cardiology Foundation Appropriate Use Criteria Task Force, the Society of Cardiovascular Computed Tomography, the American College of Radiology, the American Heart Association, the American Society of Echocardiography, the American Society of Nuclear Cardiology, the North American Society for Cardiovascular Imaging, the Society for Cardiovascular Angiography and Interventions, and the Society for Cardiovascular Magnetic Resonance. J Am Coll Cardiol 56(22):1864–1894

20. di Cesare E, Carbone I, Carriero A et al (2012) Clinical indications for cardiac computed tomography. From the Working Group of the Cardiac Radiology Section of the Italian Society of Medical Radiology (SIRM). Radiol Med [Epub ahead of print]

21. Patel MR, Spertus JA, Brindis RG et al (2005) ACCF proposed method for evaluating the appropriateness of cardiovascular imaging. J Am Coll Cardiol 46(8):1606–1613

22. Nicol ED, Arcuri N, Rubens MB, Padley SP (2008) Considerations when introducing a new cardiac MDCT service. Avoiding the pitfalls. Clin Radiol 63(4):355–369

23. Pannu HK, Alvarez W Jr, Fishman EK (2006) Beta-blockers for cardiac CT: a primer for the radiologist. AJR Am J Roentgenol 186(6 Suppl 2):S341–345

24. Roberts WT, Wright AR, Timmis JB, Timmis AD (2009) Safety and efficacy of a rate control protocol for cardiac CT. Br J Radiol 82(976):267–271

25. Kopp AF, Kuttner A, Trabold T et al (2004) Multislice CT in cardiac and coronary angiography. Br J Radiol 77(Spec 1):S87–97

26. Brodde OE (2008) Beta-1 and beta-2 adrenoceptor polymorphisms: functional importance, impact on cardiovascular diseases and drug responses. Pharmacol Ther 117(1):1 20

27. Tardif JC, Ford I, Tendera M et al (2005) Efficacy of ivabradine, a new selective I(f) inhibitor, compared with atenolol in patients with chronic stable angina. Eur Heart J 26(23):2529–2536

28. Dewey M, Hoffmann H, Hamm B (2006) Multislice CT coronary angiography: effect of sublingual nitroglycerine on the diameter of coronary arteries. Rofo 178(6):600–604

29. Decramer I, Vanhoenacker PK, Sarno G et al (2008) Effects of sublingual nitroglycerin on coronary lumen diameter and number of visualized septal branches on 64-MDCT angiography. AJR Am J Roentgenol 190(1):219–225

30. Webb DJ, Muirhead GJ, Wulff M et al (2000) Sildenafil citrate potentiates the hypotensive effects of nitric oxide donor drugs in male patients with stable angina. J Am Coll Cardiol 36(1):25–31

31. Vliegenthart R, Oudkerk M, Hofman A et al (2005) Coronary calcification improves cardiovascular risk prediction in the elderly. Circulation 112(4):572–577

32. Rumberger JA, Brundage BH, Rader DJ, Kondos G (1999) Electron beam computed tomographic coronary calcium scanning: a review and guidelines for use in asymptomatic persons. Mayo Clin Proc 74(3):243–252

33. Hoff JA, Quinn L, Sevrukov A et al (2003) The prevalence of coronary artery calcium among diabetic individuals without known coronary artery disease. J Am Coll Cardiol 41(6):1008–1012

34. Achenbach S, Marwan M, Ropers D et al (2010) Coronary computed tomography angiography with a consistent dose below 1 mSv using prospectively electrocardiogram-triggered high-pitch spiral acquisition. Eur Heart J 31(3):340–346

35. Scharf M, Bink R, May MS et al (2011) High-pitch thoracic CT with simultaneous assessment of coronary arteries: effect of heart rate and heart rate variability on image quality and diagnostic accuracy. JACC Cardiovasc Imaging 4(6):602–609

36. Weustink AC, Mollet NR, Pugliese F et al (2008) Optimal electrocardiographic pulsing windows and heart rate: effect on image quality and radiation exposure at dual-source coronary CT angiography. Radiology 248(3):792–798

37. De Cecco CN, Buffa V, Fedeli S et al (2011) Dual-source CT coronary angiography: prospective versus retrospective acquisition technique. Radiol Med 116(2):178–188

38. Marwan M, Pflederer T, Schepis T et al (2011) Coronary vessel and luminal area measurement using dual-source computed tomography in comparison with intravascular ultrasound: effect of window settings on measurement accuracy. J Comput Assist Tomogr 35(1):113–118

39. Bouvier E, Logeart D, Sablayrolles JL et al (2006) Diagnosis of aortic valvular stenosis by multislice cardiac computed tomography. Eur Heart J 27(24):3033–3038

40. Ryan R, Abbara S, Colen RR et al (2008) Cardiac valve disease: spectrum of findings on cardiac 64-MDCT. AJR Am J Roentgenol 190(5):W294–303

41. de Jonge GJ, van der Vleuten PA, Overbosch J et al (2011) Semi-automatic measurement of left ventricular function on dual source computed tomography using five different software tools in comparison with magnetic resonance imaging. Eur J Radiol 80(3):755–766

65

42. Maintz D, Seifarth H, Raupach R et al (2006) 64-slice multidetector coronary CT angiography: in vitro evaluation of 68 different stents. Eur Radiol 16(4):818–826

43. Pugliese F, Cademartiri F, van Mieghem C et al (2006) Multidetector CT for visualization of coronary stents. Radiographics 26(3):887–904

44. Thomas JD, Zoghbi WA, Beller GA et al (2009) ACCF 2008 training statement on multimodality noninvasive cardiovascular imaging. A report of the American College of Cardiology Foundation/American Heart Association/American College of Physicians Task Force on Clinical Competence and Training developed in collaboration with the American Society of Echocardiography, the American Society of Nuclear Cardiology, the Society of Cardiovascular Computed Tomography, the Society for Cardiovascular Magnetic Resonance, and the Society for Vascular Medicine. J Am Coll Cardiol 53(1):125–146

Springer ABC

Della stessa serie

Printed in the United States
By Bookmasters